ÉTUDE

SUR LES

DÉVIATIONS DE L'UTÉRUS

A L'ÉTAT DE VACUITÉ

PAR

Louis LACROIX,

Docteur en médecine de la Faculté de Paris.

PARIS

V.-A. DELAHAYE ET Cie, LIBRAIRES-ÉDITEURS

Place de l'École-de-Médecine.

1876

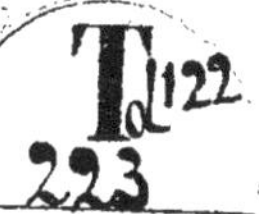

ÉTUDE

SUR LES

DÉVIATIONS DE L'UTÉRUS

A L'ÉTAT DE VACUITÉ

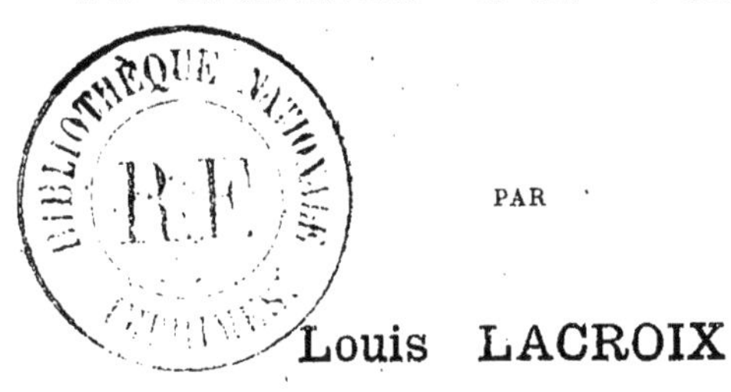

PAR

Louis LACROIX,

Docteur en médecine de la Faculté de Paris.

PARIS

V.-A. DELAHAYE ET Cie, LIBRAIRES-ÉDITEURS

Place de l'École-de-Médecine.

1876

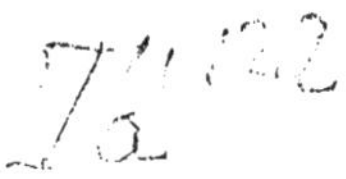

ÉTUDE

SUR LES

DÉVIATIONS DE L'UTÉRUS

A L'ÉTAT DE VACUITÉ

AVANT-PROPOS.

La question des déviations utérines est une des plus controversées de la gynécologie. Tandis que les uns en font une maladie sérieuse contre laquelle ils ont imaginé toute une thérapeutique médicale, orthopédique, et même chirurgicale des plus variées et souvent des plus dangereuses, d'autres ne voient là que des anomalies purement anatomiques, n'ayant aucune influence sur la santé. Quelques-uns ont dit plus : l'utérus n'ayant pas de direction fixe qu'on puisse qualifier de normale, le mot *déviation* appliqué à cet organe n'aurait véritablement pas de sens.

Au milieu d'opinions si diamétralement opposées,

l'incertitude est grande pour celui qui veut entreprendre l'étude des maladies de l'utérus. Et cependant on ne peut se dissimuler l'importance d'une solution, car il est indispensable de connaître l'état normal des organes pour pouvoir en apprécier l'état pathologique. Or, les déviations utérines se rencontrent si fréquemment chez les femmes qui se plaignent de douleurs et de troubles fonctionnels du côté des régions pelviennes, que le gynécologiste est journellement appelé à résoudre le problème suivant :

Les déviations de l'utérus ne constituent-elles que des anomalies anatomiques d'une importance très-secondaire, sinon complètement nulle, au point de vue pathologique, et faut-il toujours chercher ailleurs la cause réelle des accidents dont se plaignent les malades; ou bien doit-on rationnellement attribuer aux déviations les souffrances qu'on est appelé à soulager, et peut-on espérer les faire disparaître en replaçant et maintenant l'utérus dans sa direction normale?

Désireux de nous faire personnellement, sur une question aussi importante que controversée, une opinion qui fut basée sur les faits les plus scrupuleusement analysés et les plus impartialement interprétés, nous avons résolu de parcourir la plupart des travaux relatifs au sujet qui nous occupe, d'analyser minutieusement les observations qui ont servi de base aux assertions contradictoires des différents auteurs, de peser les arguments qu'on a invoqués de part et d'autre pour plaider le pour et le contre, et de tirer enfin, s'il était possible, de cette étude longue et difficile, une notion claire et précise sur les déviations utérines qui pût nous servir de guide dans la pratique.

Mais si notre entreprise était louable, si notre désir de la mener à bonne fin était grand, nous ne pouvons pourtant nous empêcher de reconnaître, aujourd'hui que notre tâche est terminée, combien nous avons été téméraire de nous engager dans une voie semée de tant d'obstacles. Nous aurions plus prudemment agi en laissant à d'autres plus autorisés l'ambition de faire la lumière sur une question encore bien obscure, malgré tout ce qu'ont fait pour l'éclaircir les nombreuses discussions savantes, les brillants et éloquents plaidoyers, les luttes académiques mémorables où les adversaires illustres s'appelaient Velpeau, Cruveilhier, Paul Dubois, pour ne citer que les morts !

Cependant, malgré les imperfections et les lacunes que nous reconnaissons dans ce travail, nous n'hésitons pas à le publier.

Voici pourquoi : l'opinion que nous adoptons est celle qui dénie toute importance pathologique aux déviations utérines, c'est celle qu'ont soutenue Paul Dubois, Cruveilhier, Goupil, celle que soutiennent MM. Depaul, Gosselin, Pajot, Bernutz. C'est une opinion toute française qui a pris naissance au sein de l'Académie de médecine, et qu'ont adoptée la plupart des médecins français contemporains de ces discussions célèbres. Malheureusement nous croyons remarquer qu'aujourd'hui cette manière de voir perd peu à peu et fatalement du terrain. Les considérations qui ont fait adopter, en 1854, par l'immense majorité des médecins les conclusions du rapport académique de M. Depaul, ne se trouvent résumées, au moins suffisamment, dans aucun des livres classiques qui sont entre nos mains.

Quelques-uns de ces livres, celui de M. Courty entre autres, ne se prononcent catégoriquement ni pour une opinion ni pour une autre, et si cet auteur fait d'une part quelques timides objections à ceux qui ont exagéré l'importance des déviations de l'utérus, de l'autre il déplore presque qu'on ait condamné sans appel les pessaires intra-utérins. Seul, Goupil, dans l'ouvrage fait en collabaration avec M. Bernutz, accepte sans réticences les conclusions de M. Depaul, les généralise même, et vient leur prêter l'appui d'un nombre considérable de statistiques soigneusement établies, d'observations consciencieusement prises et interprétées avec cet esprit sûr qui caractérise l'œuvre entière. Mais, précisément à cause de la longueur et de la discussion détaillée et minutieuse des observations, ce livre est peu recherché de ceux qui désirent acquérir, sur un sujet donné, des notions positives mais succinctes. Enfin, il faut dire que si la question des déviations utérines a été résolue en France en faveur de la négative, il n'en a pas été de même dans les autres pays, où les redresseurs et les pessaires n'ont jamais eu plus de vogue. Or, par une bizarrerie étrange, les livres qui nous viennent d'outre-Rhin ou d'outre-Manche sont reçus chez nous avec plus de faveur et obtiennent un plus rapide succès que ceux de nos auteurs nationaux.

Pour toutes ces raisons, les nouvelles générations médicales, ignorant pour la plupart à quelle étonnante polémique a donné lieu jadis la question des déviations utérines, acceptent volontiers et sans défiance les notions qu'elles trouvent exposées dans les livres courants et ne se doutent même pas de tout ce que comporte de contradictions, d'obscurités, d'incertitude et de confusion le sujet qui nous occupe.

Et voilà pourquoi nous avons cru faire une chose utile en attirant de nouveau l'attention sur un point de la pathologie qui, s'il n'est pas définitivement jugé dans notre sens, est loin de l'être assurément dans le sens opposé.

Les savantes leçons et les bienveillants conseils de notre excellent maître, M. le Dr Bernutz nous ont guidé et encouragé dans l'accomplissement de ce travail. Qu'il veuille bien nous permettre de lui en témoigner ici toute notre reconnaissance.

II.

NOTIONS PRÉLIMINAIRES. — DÉFINITIONS. — DÉLIMITATION DU SUJET.

On désigne sous le nom de déviations, en général, tout changement de direction, toute inclinaison vicieuse que présente un organe, soit dans sa continuité, soit dans sa contiguité (Cruveilhier); en d'autres termes, tout changement de direction d'un organe par rapport à son axe propre ou par rapport à l'axe du corps.

S'il faut en croire la tradition anatomique, l'axe de l'utérus est droit, et situé dans l'axe du détroit supérieur du bassin. Or, si telle est sa direction normale, toute autre direction sera une anomalie, une déviation.

L'utérus est situé au centre de l'excavation pelvienne,

entre la vessie et le rectum, au-dessus du vagin, au-dessous de l'intestin grêle. Comparable à une petite gourde, il semble implanté par sa petite extrémité, appelée col, dans la masse de tissus qui constituent le plancher du bassin, tandis que sa grosse extrémité qui porte le nom de corps fait saillie dans la cavité péritonéale. Des côtés du corps partent deux cloisons fibro-musculaires (ligaments larges et ligaments ronds) qui vont s'insérer sur les bords latéraux du bassin. Le col, qui semble implanté dans la masse charnue du périnée, ne fait en réalité que traverser une mince couche fibro-musculaire pour devenir libre dans une autre cavité constituée par le cul-de-sac du vagin. Cette lame de tissus, que l'utérus traverse ainsi, se fixe solidement au pourtour de l'organe, au niveau du point de jonction du corps avec le col, puis elle se porte à la circonférence du bassin où elle se fixe d'autre part. Il suit de là que l'utérus est maintenu en place par sa partie moyenne à l'aide de cette sorte de plancher qu'il traverse de part en part, et qui le tient pour ainsi dire suspendu. Ce plan de suspension est constitué par deux couches distinctes : l'une supérieure, fibro-séreuse, n'est autre que le péritoine qui tapisse l'excavation ; l'autre inférieure, fibro-musculaire, se porte en rayonnant du pourtour de l'utérus à la circonférence du bassin et à la face postérieure de la vessie. Cette seconde couche comprend surtout deux faisceaux étendus des deux côtés de la partie inférieure du corps de l'utérus aux parties latérales du sacrum : ce sont les ligaments utéro-sacrés ou de Douglas, véritables ligaments suspenseurs de la matrice.

Il semblerait d'après cette description que l'utérus, fixé en bas par l'anneau suspenseur, bridé latéralement par les ligaments larges, dût rester absolument immobile. Il n'en est pourtant pas ainsi. Qu'on essaie, sur le cadavre, de repousser avec la main le corps de l'utérus, on le verra se déplacer immédiatement en avant, en arrière ou latéralement, suivant le sens de l'impulsion. Les ligaments qui le brident ne sont donc pas assez tendus pour empêcher ces mouvements.

Mais pendant qu'on mobilise ainsi le corps de l'utérus par l'intérieur du bassin, qu'on cherche, avec l'index de l'autre main introduit dans le vagin, ce qui se passe du côté du col de l'organe. On constatera nettement qu'à chaque mouvement du corps correspond un mouvement inverse du col. Ainsi, lorsque le corps sera dévié en avant, le col se dirigera en arrière, et réciproquement.

Dans quelques cas cependant où pour une cause quelconque le col est immobilisé, les mouvements imprimés au corps n'en sont pas moins possibles, et à chacun d'eux le corps se plie sur le col en faisant avec lui un angle dont le sommet correspond à leur point de réunion. Lorsque le col est mobile, on peut cependant reproduire les mêmes phénomènes, en l'immobilisant avec le doigt. Enfin si l'on tient d'une main le corps utérin parfaitement fixe, et qu'avec l'index de l'autre main introduit dans le vagin on repousse le col en arrière ou qu'on l'attire en avant, on constate également que celui-ci obéit parfaitement à l'impulsion.

Qu'on abandonne maintenant l'utérus à lui-même. Il ne gardera pas la dernière position qu'on lui a donnée,il reprendra une position intermédiaire, à peu près celle qu'il avait au commencement de l'expérience.

Or, qu'a-t-on fait par ces manœuvres, sinon réaliser expérimentalement les diverses espèces de déviation que l'utérus peut présenter?

Dans tous ces mouvements, communiqués soit au corps, soit au col de la matrice, cet organe se déplace en exécutant non pas un mouvement de translation complet d'un point à un autre, mais un mouvement de rotation autour d'un de ses points qui reste fixe dans sa position normale. Ce point fixe autour duquel oscille l'utérus est situé sur le grand axe de l'organe au niveau de la jonction du corps avec le col, c'est-à-dire au niveau de l'anneau suspenseur.

On voit que la déviation utérine peut s'effectuer dans divers sens. De là la nécessité de désignations diverses pour caractériser les différentes variétés.

Ainsi l'utérus peut osciller autour du point fixe de suspension,tout en restant dans le plan vertical antéro-postérieur. Dans ces conditions, si le corps se porte en avant et par suite le col en arrière, on dit qu'il y a *Antéversion*. Si le corps se porte en arrière et le col en avant, on dit *Rétroversion*.

Si l'axe utérin abandonne le plan vertical antéro-postérieur pour se porter de côté, la déviation prend le nom de *Latéroversion*,et celle-ci est dite droite ou gauche, suivant que le corps de l'utérus se porte du côté droit ou du côté gauche.

Ce sont donc les rapports nouveaux que *le corps* de l'utérus affecte par rapport à sa direction normale (suivant l'axe du détroit supérieur du bassin) qui servent de base pour la désignation des directions nouvelles.

Quelques auteurs considérant que la partie de l'utérus qui se présente la première à l'exploration digitale est le col de cet organe et que c'est précisément de la direction du col, facilement appréciable, que l'on déduit celle du corps, ont proposé de prendre le col pour base de la nomenclature, et de dire : Antéversion quand le col est dirigé en avant; rétroversion quand il est dirigé en arrière, etc. Mais cette manière de voir n'a pas prévalu.

Nous avons vu qu'il peut se faire qu'une partie seulement de l'utérus, corps ou col, se dévie de sa direction normale, l'autre la conservant. Ainsi, par exemple, le corps peut s'incliner en avant, en arrière, ou latéralement, le col restant fixe; de même le col peut se dévier, le corps gardant sa direction première. La rotation se fait toujours autour du même point fixe (le point d'union du corps et du col), mais une partie seulement de l'organe tourne, l'autre restant immobile; d'où résulte entre les deux parties de l'axe utérin ainsi dédoublé un angle de grandeur variable dont le sommet est à l'union du corps et du col, et dont l'ouverture regarde soit en avant, soit en arrière, soit de coté. Dans tous ces cas, la déviation porte le nom de *Flexion* utérine, et l'on dit anté, rétro ou latéro-flexion, suivant que l'ouverture de l'angle formé par le corps et le col infléchis l'un sur l'autre est dirigé en avant, en arrière ou latéralement.

Tous les auteurs ne s'accordent pas à rapprocher les flexions des versions utérines, et à les comprendre ensemble dans le chapitre des déviations. Voici les principaux motifs pour lesquels on les a séparées : 1° parce que, au point de vue de la nature même de la maladie, les flexions constitueraient un vice de forme et non pas un vice de direction; — 2° parce que, et ce caractère serait essentiel, les inflexions seraient toujours le résultat et l'indice d'une altération, d'une modification particulière du tissu de l'utérus; — 3° parce que l'inflexion de l'utérus produirait un rétrécissement du canal utérin au niveau de la ployure, et que de cette ectasie résulteraient nécessairement et constamment, pendant la période génésique de la femme, deux altérations fonctionnelles de la plus haute importance : la dysménorrhée et la stérilité; conséquences que ne présenteraient pas les simples versions.

Examinons rapidement ces trois points :

Pour le premier, nous reconnaissons que la flexion utérine implique un changement dans la forme de l'organe ; mais ce que nous soutenons, c'est qu'elle implique également un changement dans la direction sinon de la totalité, du moins d'une partie de l'utérus. Pour qu'il y ait flexion du corps sur le col, par exemple, il faut que l'axe du corps se dévie de sa direction normale et prenne une direction nouvelle qui fasse avec la première un angle variable, C'est là une vérité tellement élémentaire que nous ne pouvons concevoir comment elle a pu être niée, par M, Courty, par exemple, qui s'exprime ainsi : « Les flexions supposent une modification dans la forme de l'organe, mais elles n'impliquent en aucune manière un changement dans sa situation ou dans sa direction. L'utérus peut rester à sa place et dans la direction qui lui est propre, tout en s'infléchissant sur lui-même. »

Dans la flexion utérine, il y a donc *déviation* aussi bien que *déformation*. Mais ce caractère de déformation n'appartient même pas exclusivement à la flexion : on le trouve dans un grand nombre de versions. L'utérus anté ou rétroversé peut être augmenté de volume, hypertrophié en tout ou en partie, une de ses parois peut contenir un corps fibreux, etc. La deformation n'est donc pas un caractère différentiel qui justifie la séparation des deux affections.

Pour ce qui est du deuxième point, nous dirons que les infléxions ne sont pas toujours le résultat et l'indice d'une altération du tissu utérin, que l'utérus peut être parfaitement sain et normal dans sa stucture et cependant être infléchi. Exemple : les inflexions congénitales. D'un autre côté, les simples versions utérines ne sont pas toujours exemptes de lésions, d'altérations diverses du tissu propre de l'utérus (hypertrophie, inflammations, corps fibreux, dégénérescences diverses), et souvent la version est produite par cette affection utérine, loin d'être toujours la conséquence d'une altération des organes voisins agissant sur l'utérus par pression.

Enfin, pour ce qui est du troisième point, nous verrons que la dysménorrhée et la stérilité ne sont pas des symptômes constants des flexions utérines, que lorsqu'ils existent ils ne sont pas la conséquence directe de la flexion, et que d'ailleurs ils sont aussi fréquents dans les simples versions.

Nous ne croyons donc pas que l'on ait des raisons suffisantes pour séparer les flexions des versions utérines.

Nous les comprendrons ensemble sous le titre commun de Déviations, et nous adopterons la définition de Valleix :

« Il y a déviation de l'utérus toutes les fois que l'axe de cet organe ne correspond plus, en tout ou en partie, à celui du détroit supérieur du bassin. »

Mais si nous réunissons les flexions et les versions de l'utérus, et si ce rapprochement nous semble d'autant plus légitime qu'en outre de l'identité des causes nous leur reconnaissons encore un caractère commun d'innocuité, d'un autre côté nous croyons devoir séparer absolument des déviations quelques affections qui en ont été quelquefois rapprochées : nous voulons parler de la descente de matrice et de son inversion. Les auteurs qui ont décrit ces deux affections avec les déviations, sous le titre commun de déplacements de l'utérus, ont accordé à ce caractère commun de déplacement une importance qu'il n'a pas. C'est là le tort des classifications nosologiques de réunir parfois dans un même groupe des affections essentiellement différentes. C'est ce qui a lieu en particulier pour la classe des déplacements qui comprend les luxations,les invaginations, les hernies et les déviations. S'il est vrai que toutes ces lésions ont un caractère commun qui est le déplacement, il est vrai aussi, comme le fait remarquer Cruveilhier,qu'elles diffèrent entre elles sous tant d'autres rapports, qu'on est autorisé à les séparer complètement et à élever chacune de ces divisions au rang de classe particulière, attendu que l'intervalle qui les sépare n'est pas moins considérable que celui qui sert à délimiter les classes dans les sciences naturelles. Agir autrement, c'est faire une classification artificielle, c'est former un groupe basé sur un caractère commun unique et parfois sans importance, c'est rapprocher des choses en réalité bien différentes.

Or, qu'est-ce que c'est que l'abaissement, le prolapsus, la chûte de la matrice, sinon les divers degrés d'une véritable hernie périnéale de l'utérus à travers le vagin et la vulve? Et ne pourrait-on pas lui donner le nom d'hystérocèle périnéale par opposition aux autres hernies de l'utérus beaucoup plus rares et qu'on désigne sous les noms d'hystérocèles inguinale, crurale, ombilicale, ventrale? Si l'on a souvent attribué des symptõmes morbides aux déviations proprement dites, et particulièrement à la rétroversion, c'est que souvent elles sont accompagnées de prolapsus.

Nous en dirons autant de l'inversion utérine, qui appartient à la classe des invaginations, et qui n'offre aucun rapport avec les déviations.

III.

Historique.

Coup-d'oeil général sur les opinions contradictoires qui ont été emises par les auteurs au sujet des déviations utérines.

Avant d'aborder un sujet sur lequel tant d'opinions diverses ont été émises, un historique nous semble nécessaire pour éclairer dans leur ensemble les divers points controversés, avant de les examiner successivement en détail.

Dans l'antiquité, le moyen âge et la renaissance, jusqu'à Charles Lepois, on a attribué aux déviations utérines les accidents les plus multiples et les plus variés. Mais, lorsqu'on analyse les faits, on reconnait que la plupart n'étaient que des accidents hystériques, attribués à tort aux déplacements de l'utérus, que l'on croyait doué de la faculté de voyager à sa guise dans les différents points de l'abdomen et même du thorax.

Mais à côté de ces faits d'hystérie, se trouvaient de véritables cas de déviation. Dans le Livre II des *Maladies des Femmes*, d'Hippocrate, dû probablement à l'école de Gnide rivale de Cos, et constitué par un recueil de préceptes et de recettes rédigés par des matrones, auxquelles était exclusivement réservé, en ce temps-là, le traitement des maladies des femmes, on trouve indiqués la situation de l'utérus, la direction du col, les symptômes attribués à cette époque aux déviations et qui ne sont pas différents de ceux qu'on leur attribue encore de nos jours; on y trouve enfin signalé l'emploi des pessaires, et la description de bâtonnets de pin et de sondes de plomb qu'on introduisait dans la matrice pour la redresser.

Ce n'est que dans les temps modernes, à partir de Sabatier et de Levret, qu'on a cessé de rapporter aux déplacements de l'utérus les accidents de l'hystérie, et qu'un premier progrès a été ainsi réalisé. Mais on a continué à croire que les déviations utérines donnaient lieu presque fatalement à des douleurs et à des troubles fonctionnels graves, et qu'elles constituaient, par conséquent, une maladie sérieuse.

Il ne pouvait guère en être autrement. On croyait, de par l'anatomie, que l'utérus possédait une direction fixe dans l'excavation pelvienne; d'autre part, on ne touchait jamais que les femmes qui se plaignaient de symptômes douloureux du côté des organes pelviens; enfin, un certain nombre des maladies de ces organes étaient alors complètement inconnues. Dans ces conditions, si l'on trouvait l'utérus dévié de sa direction normale, il était naturel qn'on attribuât à cette déviation les symptômes observés, puisqu'on ne savait pas diagnostiquer, et qu'on ne soupçonnait même pas une autre affection concomitante (le plus souvent une pelvi-péritonite), cause réelle des accidents.

Une telle interprétation semblait d'ailleurs parfaitement motivée. L'utérus, disait-on, se déviant en avant ou en arrière, vient presser sur la vessie, le rectum, les nerfs et les vaisseaux sanguins et lymphatiques du plancher pelvien, et gêne évidemment le fonctionnement régulier de ces organes. D'où la constipation, les besoins fréquents d'uriner ou au contraire la rétention d'urine, enfin, une sensation de pesanteur sur le siége, d'embarras vers le fondement, de ténesme, d'agacement et d'engourdissement dans toute l'excavation pelvienne. Ce n'est pas tout : les ligaments suspenseurs de l'utérus contenant dans leur épaisseur les filets nerveux qui relient cet organe aux plexus du grand sympathique, le tiraillement de ces ligaments donne lieu naturellement à certaines réactions sur tout le système digestif, de même que sur le système nerveux tout entier. De là ces douleurs, cette fatigue des reins, ces tiraillements du côté des lombes et de l'estomac, cette faiblesse, cette difficulté de prendre de l'exercice, et ces mille formes d'incommodités qui font le tourment des malades et des médecins. Enfin, lorsqu'il s'agit de flexions, le canal de la matrice doit nécessairement perdre de ses dimensions à l'endroit de la ployure, et il en résulte fatalement un obstacle pour le passage du fluide meustruel, qui ne s'opère qu'au prix de douleurs et de coliques parfois fort vives dans la région utérine ou dans tout l'hypogastre (Velpeau).

Mais les choses nétaient pas aussi simples.

Chez une femme présentant les symptômes indicateurs d'une affection genito-pelvienne, on trouvait rarement à l'exploration physique une lésion unique. Le plus souvent, se trouvaient réunis la déviation, le catarrhe utérin, les ulcérations du col, et cette affection inflammatoire vague que Lisfranc désignait sous le nom d'engorgement, et qui n'était autre le plus souvent qu'une pelvipéritonite. En outre, l'organisme entier, soit primitivement, soit consécutivement, se trouvait débilité, quelquefois cachectisé. Or, chaque praticien, plus spécialement frapppé par l'un ou par l'autre de ces phénomèmes morbides, lui attribuait tout le mal et dirigeait contre lui seul tous les efforts de sa thérapeutique.

Aussi, dans une première discussion au sujet des déviations utérines, qui s'éleva au sein de l'Académie de Médecine, en 1849, on vit, non sans étonnement, se produire les opinions les plus diverses.

Les uns ne voyaient que l'état général. Pour eux,

toutes les affections de l'utérus, quelles qu'elles fussent, dépendaient d'une perturbation générale de la santé, d'un vice diathésique ; et ils s'attachaient exclusivement à guérir cette affection générale regardée comme phénomène pathologique initial et essentiel, n'accordant que peu d'attention à l'état local de l'utérus, déviation, engorgement, etc. (Baud, Gibert).

D'autres rangeaient toutes les maladies de l'utérus (catarrhe, déviations, cancer, etc.), sous la dépendance d'un état local primitif, de nature inflammatoire, qu'ils désignaient sous le nom d'engorgement, et contre lequel ils réunissaient tous les efforts de la médication antiphlogistisque (Doctrine de Lisfranc).

Pour d'autres, le rôle pathologique principal appartenait à la déviation (Velpeau, Hervez de Chégoin, Valleix).

Quelques-uns, plus sages, voulaient qu'on prit en égale considération toutes les lésions qu'on rencontrait, prétendant que chacune avait son importance spéciale (Amussat, Huguier).

Enfin Paul Dubois, dont l'autorité en pareille matière était grande, vint dire que les déviations utérines n'apportaient aucun trouble dans la santé des femmes, et qu'il fallait chercher ailleurs, et plus spécialement dans un catarrhe utérin, la cause réelle des accidents qui leur étaient attribués ; que l'utérus pouvait se trouver dévié de tous les côtés sans que les femmes en eussent seulement conscience ; et qu'enfin ces déviations étaient tellement fréquentes que si elles avaient les conséquences qu'on leur prêtait, *le tiers* au moins des femmes seraient condamnées à subir l'application d'un pessaire ou d'un redresseur.

Mais tout le monde ne fut pas convaincu par la voix de Paul Dubois. Kiwisch en Allemagne, Simpson en Angleterre, faisaient des déviations utérines le pivot de la gynécologie, et inventaient des instruments spéciaux pour remettre l'utérus à sa place. Velpeau, en France, continuait à défendre les déviations de toute la puissance de son éloquence et de son autorité. Valleix faisait le voyage d'Edimbourg et en rapportait l'instrument de Simpson. De nombreux succès étaient publiés. Il y eut pendant un moment pour les redresseurs intra-utérins un engouement général,

Malheureusement, il n'y avait pas que des succès; la nouvelle méthode comptait aussi des revers. Des accidents épouvantables, et la mort même, avaient été plus d'une fois la conséquence de ces imprudentes manœuvres. A la suite de la publication de quelques-uns de ces cas de mort l'Académie s'émut, et en 1854, elle chargea M. Depaul de faire un rapport sur le traitement des déviations utérines.

Plus l'entraînement avait été grand, plus grande aussi fut la réaction. On alla jusqu'à mettre en doute l'existence même des déviations utérines. L'anatomie, par la voix de Cruveilhier, ne tendit à rien moins qu'à démontrer que ces déviations étaient considérées à tort non-seulement comme des faits pathologiques, mais même comme des anomalies anatomiques ; qu'elles constituaient des états parfaitement normaux de l'utérus, lequel, suivant les circonstances, affectait naturellement telle ou telle de ces directions dites à tort anormales. En même temps, d'autres travaux se produisaient. MM. Boullard et Verneuil démontraient que l'axe propre de l'utérus n'était pas droit, ainsi qu'on l'avait cru jusqu'alors, et que l'état normal de l'utérus était l'antéflexion, c'est-à-dire un état qui jusque-là passait pour être pathologique. Enfin, chacun citait des exemples de l'innocuité absolue des déviations simples, de la guérison de celles qui étaient compliquées en traitant exclusivement la complication, de l'impuissance des redresseurs intra-utérins à procurer un redressement définitif, des accidents que la pratique de Valleix avait occasionnés et des cas de mort qu'elle comptait.

Aussi, quand M. Depaul vint lire à l'Académie les conclusions de son remarquable rapport, conclusions qui n'étaient que la généralisation de celles déjà posées et défendues par Paul Dubois, elles furent votées presque à l'unanimité par des esprits convertis d'avance.

Cette discussion mémorable où tout fut mis en question, depuis l'opportunité d'un traitement quelconque jusqu'à l'existence même des déviations utérines, constitue le point culminant de leur histoire. Si elle ne put faire le jour complet sur un sujet aussi obscur, elle eut du moins un résultat pratique bien net, celui de refroidir considérablement l'enthousiasme des praticiens pour les pessaires intra-utérins, et par suite, d'épargner d'inutiles souffrances et même de sauver la vie à un grand nombre de femmes.

Depuis cette époque, de nombreux travaux sont encore venus confirmer l'innocuité complète des déviations de l'utérus. En 1857, M. Lala, dans une thèse excellente, a cherché à démontrer que l'antéflexion, pas plus que la rectitude, ne peuvent être qualifiées d'état normal de l'utérus, que celui-ci affecte normalement et physiologiguement toutes les directions possibles, qu'il peut être non-seulement dévié, mais également fléchi, sans que cette inflexion constitue un état pathologique, et que de tous les déplacements de cet organe il n'y en a qu'un qui soit pathologique : le prolapsus.

MM. Bernutz et Goupil, en 1860, ont soutenu et victorieusement démontré la même thèse dans le livre dont nous avons déjà parlé, et auquel nous avons largement puisé.

Malgré tous ces travaux, il y a encore en France un certain nombre de médecins qui sont restés partisans des doctrines de Velpeau, de Simpson, de Valleix. En Angleterre, en Amérique, ces doctrines sont encore en honneur, et elles tendent à être réimportées en France après en avoir été bannies.

IV.

QUELLE EST LA DIRECTION NORMALE DE L'UTÉRUS ?

Avant de rechercher s'il est possible, dans l'état actuel de la science, de se faire sur la question des déviations de l'utérus une opinion vraiment positive, nous devons connaître d'une façon précise quelle est la direction normale de cet organe.

Or, c'est là un problème dont la solution paraît au premier abord très-simple et depuis longtemps connue

Il semble qu'il n'y ait qu'à ouvrir le cadavre d'une femme pour être fixé sur ce point. Rien n'est pourtant plus difficile. Aujourd'hui encore la question est en suspens, malgré les nombreux travaux dont elle a été l'objet. Il va sans dire que nous ne nous flattons pas de la résoudre nous-même. Et cependant il semble et il est en effet rationnel de penser que la question pathologique ne puisse recevoir une solution qu'après la question anatomique. Tant qu'on ne saura pas positivement si l'utérus possède une direction normale et quelle est cette direction, on ne pourra rien dire sur ses directions anormales ; on ne saura même pas si parmi les nombreuses directions que peut affecter la matrice, il y en a quelques-unes qu'on puisse qualifier d'anormales.

Pour déterminer la direction normale de l'utérus, il faut résoudre un double problème :

Il faut déterminer d'abord qu'elle est la direction de l'axe utérin par rapport à lui même ; savoir s'il est droit, courbe ou anguleux.

Il faut déterminer en second lieu la direction de cet axe par rapport à l'axe vertical du corps et aux parties environnantes, et en particulieur par rapport aux parois du bassin.

1° *L'axe de l'utérus, à l'état normal, est-il droit?*

Depuis l'antiquité, on croyait que l'axe du corps et celui du col de l'utérus sont situés sur une même ligne droite. A peine si quelques anatomistes ont indiqué une concavité très-légère sur la face antérieure de l'utérus pour s'accommoder à la face postérieure de la vessie (Huschke).

Mais en 1853, M. Boullard est venu dire que tous les anatomistes se sont trompés, et que l'état normal de l'utérus est l'antéfléxion, c'est-à-dire une direction anguleuse en avant, l'axe du corps étant presque horizontal, le col seul ayant la direction généralement indiquée. Si les anatomistes se sont trompés, dit M. Boullard, c'est qu'ils ont généralement examiné des utérus de femmes ayant eu des enfants ; or, c'est un des effets de la grossesse de redresser l'utérus normalement antéfléchi.

Un certain nombre de praticiens (Verneuil, Follin, Aran, Cazeaux) adoptèrent l'opinion de M. Boullard, et l'on peut voir dans l'Atlas de Bourgery et Jacob une magnifique planche montrant l'antéfléxion normale de l'utérus à tous les âges : chez le fœtus, l'enfant nouveau-né, la petite fille, et la femme pubère, mais nullipare.

Mais, un changement si subit dans les idées généralement reçues, ne pouvait s'effectuer sans conteste. M. Depaul vint protester à la Société de chirurgie contre les idées nouvelles, il soutint que les déviations constatées à l'autopsie étaient un effet purement cadavérique, et que pour connaître véritablement la direction normale de l'axe utérin, c'est sur la femme vivante qu'il fallait l'étudier, que presque toujours chez les femmes nullipares on trouvait l'utérus parfaitement droit.

M. Cusco, se basant sur le développement de l'organe, a dit qu'en effet l'utérus est normalement en antéfléxion ou en antécourbure dans les premiers temps de la vie, mais seulement jusqu'à la puberté, et qu'à partir de cette époque, il se redresse progressivement alors même que la femme resterait nullipare.

D'autres opinions se sont produites. M. Lala, dans sa thèse inaugurale, a cherché à démontrer par de nombreuses autopsies que l'utérus est presque toujours droit chez le fœtus, la petite fille et la femme qui a eu des enfants, que chez la femme pubère, mais nullipare, il peut être indifféremment droit ou fléchi, et que ces fléxions peuvent normalement exister en avant en arrière ou latéralement. (1).

M. Richet professe qne : « 1° chez le fœtus, le nouveau-né et l'enfant, jusqu'à l'âge de 10 à 12 ans, l'utérus n'a point et ne peut avoir de direction ni de position fixe et déterminée : allongé, mou, fléxible, situé non dans le bassin, mais dans l'abdomen, dépourvu pour ainsi dire de ligaments, il obéit sans résistance à toutes les impulsions; — 2° chez les femmes adultes qui n'ont point eu d'enfants et chez les multipares, l'utérus, quoique assez mal fixé par ses ligaments très-incomplets, sujet d'ailleurs à de fréquents déplacements en avant, en arrière et sur les côtés, affecte cependant le plus souvent une direction que l'on doit regarder comme normale, et cette direction est la suivante : *il est plus ou moins régulièrement incurvé en avant, et son axe semble suivre la direction du canal pelvien*. Or, comme le bassin décrit une courbe à concavité antérieure, l'axe de la cavité utérine est dirigé dans le même sens. »

Enfin, M. Sappey, reprenant l'opinion ancienne, croit

(1) Qu'on veuille bien ne pas oublier que nous n'avons en vue, pour le moment, que les flexions (direction de l'axe par rapport à lui-même), et non pas les versions (direction de l'axe par rapport aux parois du bassin). Nous verrons plus loin, lorque nous chercherons à établir la direction normale de l'utérus par rapport au bassin, que M. Lala a trouvé l'utérus en rétroversion chez presque tous les enfants nouveau-nés et les femmes multipares dont il a fait l'autopsie, tandis qu'il a trouvé des flexions diverses et principalement l'antéflexion chez les filles pubères nullipares.

que l'axe de l'utérus dans l'état normal est rectiligne. que pendant la vie, la pression des organes voisins peut déterminer des infléxions curvilignes ou anguleuses, mais que ces infléxions sont momentanées, et que si on les trouve persistantes après la mort, cela tient simplement à la rigidité cadavérique de la matrice.

En résumé, on voit que l'état normal de l'utérus varie, pour les divers auteurs, entre une antéfléxion plus ou moins prononcée et la rectitude parfaite.

Voici les statistiques relatives à la direction normale de l'utérus que nous avons pu réunir. Nous les divisons en deux groupes. Dans le premier, nous réunissons toutes celles qui ont été établies d'après les autopsies ; dans le second, celles qui ont été faites d'après l'exploration sur le vivant.

Tous les cas rapportés dans ces statistiques, peuvent passer pour des états parfaitement naturels. En effet, pour ceux qui proviennent des autopsies, il n'existait aucune lésion matérielle appréciable de l'utérus ou des organes voisins capable d'avoir modifié leur direction et leurs rapports réciproques. Quant à ceux qui ont été pris sur le vivant, ils proviennent de l'examen de femmes qui ne se plaignaient nullement de symptômes pouvant faire croire à un état pathologique quelconque du côté des organes pelviens.

A. *Statistiques d'après le cadavre.*

Statistique de M. Boullard (Thèse de Paris, 1853). — Sur 107 autopsies, dont 27 femmes adultes nullipares, 19 jeunes filles de 2 à 13 ans 57 fœtus à terme, et 4 fœtus avant terme, M. Boullard à trouvé 98 fois une antéflexion très-prononcée, 7 fois une antéfléxion légère chez 5 fœtus et 2 petites filles, et 2 fois une rétroflexion chez 2 fœtus.

Statistique de Lorain (Registre des autopsies faites, en 1853, à la Maternité). — Sur 25 fœtus, on trouve 6 antéflexions, 2 rétroflexions, 8 latéroflexions, 3 doubles flexions latérales, 4 antécourbures légères, 2 utérus rectilignes.

Statistique de Goupil (à l'hôpital des Enfants, en 1854). — Sur 30 enfants, il a trouvé 14 antéflexions, 5 rétroflexions, 5 latéroversions, 2 antéversions avec latéroversions, 4 rétroversions.

Statistique de M. Depaul (*Bull. de la Société de chirurgie*, 1854). — Sur 10 autopsies de femmes de 16 à 24 ans nullipares et quelques-unes vierges, il a trouvé 2 rétroversions, 1 rétroflexion, 3 utérus dans l'axe normal, 1 antéversion, 3 antéflexions. — Sur 7 autopsies de femmes de 18 à 35 ans uni ou nullipares, il a trouvé 3 utérus droits et dans la direction normale, 1 rétroversion, 1 antéversion, 2 antéflexions.

Statistique de M. Depaul (Rapport à l'Académie, 1854). — Sur 12 cadavres d'enfants mort-nés ou qui avaient succombé peu de jours après la naissance, il a trouvé 5 utérus parfaitement droits, 1 rétroflexion, 6 antécourbures ou antéflexions.

Statistique de M. Lala (Thèse de Paris, 1857). — Sur 13 filles pubères, mais impares, il a trouvé 3 fois l'utérus vertical, 6 fois une antécourbure, 4 fois une rétroversion légère. — Sur 42 multipares, il a trouvé 11 utérus droits, 8 antéversions, 23 rétroversions.

Statistique de M. Soudry (Aran, Leçons sur les maladies de l'utérus, 1858). — Sur 71 jeunes filles de moins de 16 ans, il a trouvé 41 antéflexions, 11 antéversions, 15 rétroversions, 2 rétroversions avec antéflexions, 2 rétroflexions.

Statistique d'Aran (*Arch. gén. de méd.*, 1858). — Sur 9 filles vierges de 17 à 27 ans, il a trouvé 6 antéflexions ou antécourbures très-prononcées, 1 utérus rectiligne et 2 rétroversions (ces trois derniers cas présentaient des adhérences).

Statistique d'Aran (*Arch. gén. de méd.*, 1858). — Sur 21 femmes uni ou multipares, il a trouvé 7 antéflexions ou antécourbures plus ou moins prononcées, 1 antéversion, 2 antéversions avec latéroversion droite, 2 rétroflexions, 4 utérus droits, dans l'axe du bassin, 5 rétroversions (avec laxité des ligaments).

Statistique de M. Richet (Anatomie médico-chirurg. 1873). — Sur 90 femmes, il a trouvé 52 utérus normaux, c'est-à-dire rectilignes et dans l'axe du bassin, mais cependant légèrement incurvés en avant suivant la courbe que décrit le canal pelvien, 6 antéversions, 4 rétroversions, 3 latéroversions, 17 antéflexions, 5 rétroflexions, 3 latéroflexions. Sur les 52 cas normaux, il y avait 15 nullipares et 37 uni ou multipares. Sur les 38 déviations, il y avait 35 uni ou multipares et 3 nullipares. De ces 3 nullipares, l'une avait une latéroflexion, les deux autres une antéflexion.

B. *Statistiques d'après le vivant.*

Statistique de M. Depaul (*Bulletins de la société de chirurgie*, 1854). — Sur 50 femmes nullipares de 17 ans à 30 ans, il a trouvé 32 utérus droits et dans la direction du détroit abdominal, 7 inclinaisons en avant (antéversions), 4 rétroversions, 3 antéflexions, 4 rétroflexions.

Statistique de M. Gosselin (*Bulletin de la société de chirurgie*, 1854). — Sur 48 nullipares, il a trouvé 16 antéflexions, 11 courbures en avant moins prononcées, 18 utérus rectilignes, 3 cas douteux.

Statistique de Goupil (Bernutz et Goupil, clinique des maladies des femmes). Sur 101 nullipares, il a trouvé 43 utérus normaux, 30 antéflexions, 7 rétroflexions, 10 antéversions, 11 déviations latérales. Sur 44 multipares, il a trouvé 27 utérus normaux, 6 antéflexions, 1 rétroflexion, 9 antéversions, 1 déviation latérale (1).

Pour qu'on puisse embrasser d'un coup d'œil les résultats fournis par toutes ces statistiques, nous les avons réunies dans quatre tableaux que nous avons formés de la façon suivante :

Dans les deux premiers, nous avons consigné les résultats bruts des statistiques, sans distinction ni de l'âge des sujets, ni de leurs conditions génésiques. Le premier tableau concerne les autopsies, le second se rapporte aux explorations sur le vivant.

Les deux derniers tableaux comprennent les mêmes statistiques, mais avec cette différence que nous avons réuni sur les mêmes lignes transversales les résultats afférents aux mêmes âges et aux mêmes conditions génitales. — De ces deux tableaux, l'un, comme tout à l'heure, concerne le cadavre, et l'autre le vivant.

(1) Cette statistique n'est pas toute faite dans la monographie de Goupil. La statistique de Goupil comprend 229 femmes nulli uni ou multipares, malades ou non du côté des organes génitaux internes. Pour établir cette statistique, nous avons élagué tous les cas qui n'étaient pas simples, c'est-à-dire qui s'accompagnaient de complications.

Dans ces tableaux nous avons réuni, dans la même colonne, les cas d'antécourbure et ceux d'utérus rectiligne, parce qu'il est impossible sur le vivant de distinguer l'antécourbure de la rectitude parfaite, et que d'ailleurs l'une et l'autre sont considérées comme des états parfaitement normaux.

1er *Tableau*, faisant connaître le résultat des autopsies, relativement à la direction de l'utérus, sans distinction ni de l'âge, ni des conditions génésiques des sujets.

NOMS des auteurs.	Nombre des autopsies.	Utérus rectilignes dans l'axe du bassin et antécourbures.	Antéflexions.	Rétroflexions.	Antéversions.	Rétroversions.	Déviations latérales.
BOULLARD.	107	7	98	2	»	»	»
LORRAIN.	25	6	6	2	»	»	11
GOUPIL.	30	»	14	5	2	4	5
DEPAUL.	10	3	3	1	1	2	»
Id.	7	3	2	»	1	1	»
Id.	12	5	6	1	»	»	»
LALA.	13	9	»	»	»	4	»
Id.	42	11	»	»	8	23	»
SOUDRY.	71	»	43	2	11	15	»
ARAN.	9	1	6	»	»	2	»
Id.	21	4	7	2	3	5	»
RICHET.	90	52	17	5	6	4	6
TOTAUX. . .	437	101	202	20	32	60	22

2e *Tableau*, faisant connaître le résultat des explorations sur le vivant, relativement à la direction de l'utérus, sans distinction des conditions génésiques des sujets.

NOMS des auteurs.	Nombre des observations.	Utérus rectilignes dans l'axe du bassin et antécourbures.	Antéflexions.	Rétroflexions.	Antéversions.	Rétroversions.	Déviations latérales.
DEPAUL.	50	32	3	4	7	4	»
GOSSELIN.	48	32	16	»	»	»	»
GOUPIL.	101	43	30	7	10	»	11
Id.	44	27	6	1	9	»	1
TOTAUX. . .	243	134	55	12	26	4	12

3e *Tableau*, faisant connaître le résultat des autopsies, relativement à la direction de l'utérus, suivant l'âge et les conditions génésiques des sujets.

AGE et conditions génésiques des sujets.	Nombre des autopsies.	Utérus rectilignes dans l'axe du bassin et antécourbures.	Antéflexions.	Rétroflexions.	Antéversions.	Rétroversions.	Déviations latérales.
Fœtus à terme et avant terme.	98	16	66	5	»	»	11
Enfants jusqu'à la puberté (jeunes filles de 2 à 14 ans).	120	2	74	7	13	19	5
Filles pubères vierges.	9	1	6	»	»	2	»
Nullipares.	68	27	32	1	1	6	1
Uni ou multipares.	142	55	24	7	18	33	5
TOTAUX. . .	437	101	202	20	32	60	22

4° *Tableau*, faisant connaître le résultat des explorations sur le vivant, relativement à la direction de l'utérus, suivant les conditions génésiques des sujets.

Conditions génésiques des sujets.	Nombre des observations.	Utérus rectilignes dans l'axe du bassin et antécourbures.	Antéflexions.	Rétroflexion	Antéversions.	Rétroversions.	Déviations latérales.
Nullipares.	101	43	30	7	10	»	11
Uni ou multipares.	44	27	6	1	9	»	1
Totaux. . .	145	70	36	8	19	»	12

Un premier fait se dégage de ces tableaux : c'est que l'antéfléxion est la direction la plus fréquente de l'utérus chez le fœtus et la petite fille ; que l'utérus droit, au contraire, est plus fréquent chez les femmes qui ont eu des enfants. Mais il en ressort également que, chez les femmes nullipares, le nombre des utérus droits ou simplement antécourbés est presque égal à celui des utérus antéfléchis ; ce qui prouve que l'utérus se redresse à la puberté, malgré l'absence de grosesse. Ce résultat est en désaccord avec l'opinion de MM. Boullard et Verneuil qui pensent que la puberté n'amène pas le redressement de l'utérus, qui nécessiterait pour s'accomplir une ou plusieurs grossesses ; il est en désaccord également avec l'opinion de Goupil qui, prétend que l'établissement de la menstruation, loin de faire disparaître la concavité antérieure de la matrice, tend au contraire à l'exagérer. Il concorde avec l'opinion de M. Cusco qui, sans le secours des statistiques, et simplement par l'étude directe du développement de l'utérus, arrivait à conclure qu'effectivement l'antéfléxion est l'état normal jusqu'à la puberté, mais que, contrairement aux assertions de M. Boullard, le redressement de l'organe commence à se produire à partir de cette époque. Cette conclusion ressort clairement, ce nous semble, de l'analyse des statistiques précédentes.

Nous ne tirerons pas pour le moment d'autres conséquences de l'étude de ces statistiques, et nous aborderons immédiatement la deuxième partie du problème :

2° *L'axe de l'utérus a-t-il une direction constante par rapport aux divers plans du corps, et quelle est cette direction?*

La tradition anatomique a assigné à l'utérus une direction constante. L'axe longitudinal de cet organe serait dirigé de haut en bas et d'avant en arrière, dans l'axe même du détroit supérieur du bassin, c'est-à-dire suivant une ligne qui, de l'ombilic, irait aboutir à la partie inférieure du sacrum.

Nous avons dit quelle était l'opinion de MM. Boullard et Verneuil : le col seul aurait la direction indiquée; le corps serait infléchi en avant et se rapprocherait plus ou moins de la direction horizontale.

Cruveilhier a soutenu que l'utérus, dans l'état de vacuité, n'a point d'axes proprement dits. « Flottant pour ainsi dire dans l'excavation du bassin, l'utérus est à la merci de tous les organes environnants. Ainsi, la plénitude ou la vacuité de la vessie, la plénitude ou la vacuité du rectum, la présence ou l'absence d'un certain nombre de circonvolutions intestinales dans l'excavation pelvienne, les distensions plus ou moins considérables, auxquelles les ligaments larges ou ronds ont été soumis dans des grossesses antérieures, la résistance ou le relâchement du vagin, les différences de longueur que ce conduit présente chez les divers sujets, toutes ces choses exercent sur la direction de l'utérus la plus grande influence. » Aussi je crois être fondé à établir d'une manière générale que, si l'utérus dans l'état de grossesse a des axes bien déterminés, dans l'état de vacuité il n'a pas d'axes proprement dits. » (Cruveilhier).

M. Lala a dit que chez presque tous les enfants nouveau-nés qu'il avait ouverts, il avait trouvé l'utérus en rétroversion. Mais il n'a pas prétendu, ainsi qu'on le lui a fait dire à tort, que ce fut là l'état normal. Il soutient au contraire, avec M. Depaul, que c'est là un effet purement cadavérique. Son opinion est conforme à celle de M. Cruveilhier; il prétend que l'utérus n'a pas d'axe, et obéit à toutes les impulsions qui lui sont transmises du voisinage.

A laquelle de ces opinions donnerons-nous la préférence?

Nous avons déjà répondu en partie à cette question. En effet, si nous consultons les statistiques, nous voyons que l'utérus, rectiligne ou légèrement antécourbé, et dirigé suivant l'axe du bassin, est un état très-fréquent, le plus fréquent de tous, si on considère seulement les femmes adultes. Alors même que l'utérus est en antéflexion, le col conserve la direction de l'axe du détroit supérieur, son orifice regarde en arrière et en bas vers l'articulation sacro-coccygienne. Il y a donc dans cette direction un caractère de fréquence très-remarquable qui nous la fait considérer comme l'état normal. Sans doute, dans les premiers temps de la vie, l'utérus est plus ou moins infléchi ; mais sa partie inférieure, celle qui pénètre dans le plancher pelvien, sa racine pour ainsi dire, affecte d'une manière presque constante la direction indiquée. Plus tard, par suite du développement de l'organe ou de son fonctionnement, le corps tend à se redresser et à se mettre en ligne droite avec le col ; mais dans ce redressement le col ne bouge pas, il reste fixe ; c'est le corps qui effectue le mouvement et qui vient spontanément se placer sur le prolongement de l'axe du col. Une expérience de M. Rouget nous montre parfaitement le mécanisme de ce phénomène, et met hors de doute cette tendance du corps de l'organe à se redresser sur le col immobile, et à se placer dans l'axe du bassin. Voici cette expérience :

« Chez la femme dans l'état normal, et en dehors de la gestation, l'utérus et les ovaires sont, après la mort, affaissés dans la cavité pelvienne, et lors même qu'on les débarrasse de la masse intestinale qui pesait sur eux, si la vessie ou le rectum distendus ne lui prêtent un appui, l'utérus obéit à tous les mouvements qu'on lui imprime, et lorsqu'on cesse de le soutenir, retombe et s'infléchit. Dans ces conditions, si, après avoir placé le bassin dans un bain chaud, on pousse par les veines ovariques une injection qui remplisse complètement les corps spongieux de l'ovaire et de l'utérus, on verra de la manière la plus évidente qu'au moment où l'injection le distend, le corps de l'utérus se redressant dans l'axe du col et s'élevant, en quelque sorte, dans la cavité pelvienne, exécute un mouvement tout à fait analogue à celui de la portion pendante de la verge se redressant dans l'axe de la portion fixée au pubis et s'élevant vers l'abdomen; l'utérus, comme la verge, persiste dans cette position à l'état fixe tant que l'injection gonfle les corps érectiles. »

Nous croyons que Cruveilhier a exagéré les choses quand il a dit que l'utérus n'avait point d'axe. Sans doute ses déviations sont faciles sous l'influence des pressions qu'il supporte, mais il oppose cependant à la déviation une résistance qui, quoique faible, est suffisante pour le ramener à sa position primitive quand la force qui l'a déplacé a cessé d'agir. Il est facile de se rendre compte de ce fait lorsque, sur le cadavre, et mieux encore sur le vivant, on fait basculer l'utérus en exerçant des pressions sur son col. Si on repousse le col en arrière pour faire basculer le corps en avant, on constate qu'il faut un certain effort pour déterminer le mouvement, que pendant qu'il s'exécute la paroi antérieure du vagin s'allonge et se tend, et que c'est elle qui, par son retrait, ramène en avant le col lorsqu'on l'abandonne à lui-même. Si, au contraire, on attire le col en avant, on peut quelquefois constater sur le vivant dans le cul-de-sac postérieur deux brides qui se tendent comme les cordes d'un violon (Sims) et qui ne sont autres que les ligaments utéro-sacrés distendus. Sur le cadavre on voit très-nettement ces ligaments soulever le feuillet péritonéal et augmenter la profondeur du cul-de-sac de Douglas ; mais on constate aussi un autre fait, c'est la tension du feuillet péritonéal qui tapisse le cul-de-sac utéro-vésical, de sorte que l'on conçoit que le retrait de ce feuillet péritonéal et de la paroi vésicale qu'il tapisse, agisse pour ramener l'utérus en place lorsque la force qui l'a rétroversé cesse d'agir.

C'est donc par l'élasticité et le mode d'insertion de ses divers moyens d'union que l'utérus tend sans cesse à reprendre sa position normale quand il l'a momentanément abandonnée. Voici comment nous expliquons ce phénomène mécanique. L'utérus représente, au point de vue statique, un levier du premier genre ou intermobile. Le point d'appui est situé à l'union du corps et du col, au point d'insertion des ligaments utéro-sacrés. Le corps représente le bras de la puissance; c'est dans le corps que réside, en effet, le centre de gravité de l'organe, lequel tend à se porter en avant sur la vessie, dans la station verticale, à tomber en arrière sur le rectum, dans le décubitus dorsal. Pour que ces déplacements n'aient pas lieu, il faut dans la station verticale, par exemple, que la puissance s'exerçant sur le corps et qui n'est autre que la pesanteur soit équilibrée par une résistance s'exerçant sur le col. Or quelle est cette résistance? Nous croyons la trouver dans le mode d'union du col utérin avec la vessie et la paroi antérieure du vagin. En effet, l'utérus est uni à la vessie par des tractus fibreux bien décrits par Legendre et qui descendent très-bas sur le col; de plus la paroi antérieure du vagin s'insère sur le col bien plus bas, c'est-à-dire bien plus près de l'orifice, que la paroi postérieure, de sorte que le cul-de-sac postérieur est bien plus profond que l'antérieur qui n'existe pour ainsi dire pas. La ligne d'insertion du vagin sur le col coupe celui-ci non pas perpendiculairement mais obliquement à l'axe longitudinal de l'organe. Il résulte de cette disposition que le col ne peut se porter en arrière qu'en tiraillant l'insertion de la paroi antérieure du vagin et les brides qui l'unissent à la vessie dans toute l'étendue située au-dessous du point fixe, c'est-à-dire au-dessous du point d'insertion des ligaments utéro-sacrés. — Dans le décubitus dorsal le mécanisme n'est pas tout à fait le même. Aucune insertion à la face postérieure du col n'empêchant celui-ci de se porter en avant, il semble que le corps devrait constamment tomber en rétroversion. Or cela n'est pas, et pour expliquer le fait la plupart des physiologistes ont invoqué la résistance opposée par les ligaments ronds à ce mouvement. Si l'on considère la laxité extrême de ces ligaments ronds sur le cadavre, on a de la peine à concevoir qu'ils puissent s'opposer à la rétroversion. Cependant, comme ils contiennent des fibres musculaires, et que la contraction de ces fibres doit avoir un but, nous croyons qu'effectivement ils servent à ramener dans sa position normale l'utérus rétroversé. Mais nous attribuons une importance bien plus grande à l'insertion de l'utérus à la vessie. Ces tractus fibreux que nous avons vus se prolonger très-bas sur le col, se prolongent aussi sur le corps au-dessus du point fixe du levier utérin, c'est-à-dire au-dessus des ligaments utéro-sacrés. Or, la femme étant dans le décubitus dorsal, ces tractus fibreux utéro-vésicaux s'opposent à la rétroversion ; ils constituent la résistance, et l'utérus représente dans ce cas, un levier du 2e genre ou interrésistant.

Par suite des grossesses, ces adhérences utéro-vésicales diminuent d'étendue, elles se réduisent parfois à une simple ligne transversale. L'utérus dévié ne reprend plus alors de lui-même sa direction normale, il est dans un état d'équilibre instable, il obéit sans la moindre réaction aux impulsions diverses que lui impriment les mouvements du corps, et même les simples attitudes. Cet état d'indifférence de l'utérus, sur lequel Aran a insisté avec raison, et que Cruveilhier a presque considéré comme l'état normal, reconnaît pour cause la distension et l'affaiblissement des divers moyens de fixité de l'utérus, et constitue un état parfaitement anormal sinon pathologique.

De toute cette étude nous tirerons la conclusion suivante :

Chez la femme adulte et saine, l'utérus est rectiligne ou tend à le devenir, et sa direction est celle du détroit supérieur du bassin, le fond de l'organe regardant l'ombilic, le col regardant en arrière et en bas vers l'articulation sacro-coccygienne. Et si, comme nous le verrons plus loin, des circonstances nombreuses changent fréquemment cette direction, elle n'en est pas moins la règle parce qu'elle tend à se reproduire dès que les causes de déviations ont cessé d'agir.

Ce n'est pas à dire que d'autres directions ne puissent exister sans altération pathologique appréciable, et d'une façon toute spontanée et congénitale. Les statistiques que nous avons reproduites nous démontrent, au contraire, l'existence fréquente de ces déviations congénitales. Mais, quoique fréquentes, ces déviations n'en sont pas moins des exceptions, elles constituent des anomalies. Reste à savoir si ces anomalies ont quelque influence sur la santé et doivent être considérées comme des états pathologiques, ou bien si elles sont indifférentes et constituent de simples variétés anatomiques. C'est ce que nous verrons plus loin. Mais on voit cependant dès à présent que, pour ce qui concerne tout au moins les déviations congénitales, l'innocuité semble complète, puisque les statistiques précédentes ont été prises chez des femmes bien portantes, ou sur des cadavres n'ayant pas présenté pendant la vie d'accidents du côté des organes pelviens.

V.

MOBILITÉ DE L'UTÉRUS. — DÉVIATIONS PHYSIOLOGIQUES.

Nous avons dit quelle est la direction normale de l'utérus; mais il ne faudrait pas croire que cette direction soit fixe et immuable à tous les instants. L'utérus n'est pas immobilisé dans la place qu'il occupe. Il est soumis, au contraire, à des déplacements nombreux, physiologiques, nécessités par l'accomplissement régulier de ses propres fonctions et de celles des organes voisins. La mobilité est l'état normal de l'utérus; son immobilité serait pathologique alors même que sa direction resterait normale.

Ce qu'on est donc convenu d'appeler la direction normale de l'utérus est une position moyenne, que l'organe abandonne dans diverses circonstances, mais qu'il tend à reprendre spontanément lorsque aucune force ne le sollicite d'un côté ou de l'autre.

L'état de réplétion et de vacuité de la vessie et du

rectum, la pression intestinale pendant l'effort, l'influence de la pesanteur attirant le fond de l'organe en avant et en bas dans la station, en arrière dans le décubitus, les mouvements brusques, le coït, la menstruation, la grossesse, telles sont les principales causes de ces déviations physiologiques.

L'expérimentation cadavérique a permis d'étudier ces divers mouvements. La vessie est-elle médiocrement dilatée? L'utérus se dirige suivant l'axe du détroit supérieur du bassin. — Est-elle vide? Il s'incline en avant, il se place en antéversion. — Est-elle pleine? Il est repoussé en arrière vers le rectum, il se place en rétroversion. L'état de vacuité ou de réplétion du rectum agit sur l'utérus de la même manière.

Nous n'insistons pas davantage sur ces mouvements physiologiques, dont le mécanisme, facile à comprendre par l'étude préalable que nous avons faite des moyens de suspension de l'utérus, sera d'ailleurs plus longuement indiqué au chapitre de l'étiologie.

VI.

Y A-T-IL DES DÉVIATIONS UTÉRINES QUI NE SOIENT PAS PHYSIOLOGIQUES, ET QU'ON PUISSE CONSIDÉRER COMME DES ANOMALIES?

Il est évident que les déviations utérines dont nous venons de parler ne constituent pas un état anormal; elles sont nécessaires, physiologiques. Le caractère essentiel de ces déviations, c'est d'être *temporaires*; l'utérus, momentanément déplacé pour permettre le fonctionnement régulier des organes qui lui sont contigus, revient toujours et de lui-même à sa position normale. Mais supposons que par suite d'une cause quelconque (un raccourcissement congénital des ligaments utéro-sacrés, ou bien encore des adhérences de pelvipéritonite, etc.), la matrice soit maintenue d'une façon *permanente* dans une direction autre que celle de l'axe du détroit supérieur du bassin, évidemment alors la direction nouvelle affectée par l'organe, constitue une anomalie.

On ne doit donc véritablement qualifier de déviation que les changements *permanents* dans la direction normale de l'axe utérin.

« Il est difficile, dit Nélaton, de tracer la limite qui existe entre la déviation physiologique et la déviation pathologique de la matrice. En effet, prendrait-on pour point de départ les troubles fonctionnels, les souffrances accusées par les malades? Il est incontestable que, dans la plupart des cas, sinon toujours, l'état phlegmasique de l'organe de la gestation est la cause des désordres que l'on observe. Prendra-t-on le *degré* de la déviation? On sait encore que celle-ci peut être portée très-loin, sans pour cela constituer un état morbide; nous pensons plutôt que l'on devrait principalement s'appuyer sur l'état de *permanence* de la déviation. »

« On ne doit considérer comme déviations, dit M. Richet, que les versions ou flexions de l'utérus qui sont *permanentes*, et ne se réduisent ni par le fait seul de l'inclinaison variable du bassin, ni par le simple déplacement des anses intestinales. »

C'est parce que ce caractère a été trop souvent méconnu, qu'on doit être très-défiant sur la valeur réelle des statistiques.

VII.

ETIOLOGIE.

Nous diviserons les déviations utérines, au point de vue étiologique, en congénitales et acquises.

1° *Causes des déviations congénitales.*

La considération des tableaux statistiques que nous avons reproduits nous montre qu'il y a des déviations congénitales. Celles qu'on rencontre chez la jeune fille peuvent passer également pour la persistance d'un état anormal qui existait à la naissance. Mais les déviations qu'on trouve chez la femme adulte peuvent-elles être considérées comme congénitales alors qu'elles sont simples, sans complications, et qu'elles ne déterminent aucun trouble?

Si l'on songe que l'utérus n'est formé qu'après la puberté, que jusque-là il reste rudimentaire, et qu'à ce moment il se développe tout d'un coup, on concevra facilement qu'une déviation puisse se produire spontanément à cette époque par suite d'une irrégularité dans le développement de l'organe. C'est en effet ce que démontrent les statistiques, car tandis qu'on voit les déviations diminuer de fréquence depuis la naissance jusqu'à la puberté, on voit au contraire, leur nombre augmenter à ce moment, ce qui prouve qu'il s'en produit de nouvelles.

Mais faut-il ranger au nombre des déviations acquises, ces déviations spontanées qui ne reconnaissent d'autre cause qu'une modification dans le développement de l'appareil génital? Nous ne le croyons pas. La plupart des anomalies congénitales résultent d'une irrégularité de développement. Or, tous les organes de la vie de nutrition et de la vie de relation parcourant pendant la période intra-utérine de l'existence toutes les phases de leur développement morphologique, il en résulte que leurs vices de conformation sont complètement constitués à la naissance. Mais il ne pouvait pas en être de même pour l'appareil génital qui n'acquiert son développement complet qu'à une époque plus éloignée. Aussi, en raison de l'identité d'origine donnerons nous le nom de congénitales à ces déviations utérines survenant spontanément à l'époque de la puberté sous l'influence d'un développement irrégulier de l'organe.

Cette opinion d'ailleurs ne nous est pas personnelle. « Les flexions congénitales, dit Courty, sont celles qui préexistent à la naissance (telle est l'antéflexion, de beaucoup la plus fréquente et pouvant passer pour une disposition normale), et celles qui surviennent à l'époque de l'évolution utérine, par l'inégalité de développement ou l'imperfection de formation histologique dont la matrice peut alors se trouver atteinte. »

Les causes des déviations congénitales sont obscures. Voici celles qui ont été spécialement signalées :

MM. Boullard et Verneuil attribuent l'antéflexion congénitale à la présence d'un étranglement très-marqué chez le fœtus au niveau du point de jonction du corps avec le col, à la disposition des ligaments ronds, à la brièveté du cul-de-sac ou repli péritonéal utéro-vésical.

Levret a signalé la brièveté native des ligaments ronds comme cause d'antéversion.

L'absence congénitale d'un ligament rond ou d'un ligament large détermine une latéro-version ou une latéro-flexion du côté opposé (Huguier.)

La diminution de longueur d'un ligament rond ou d'un ligament ovarien détermine une déviation du même côté (Lorain).

Pour Goupil, le raccourcissement des ligaments serait la conséquence de la déviation latérale, qui aurait pour cause véritable la position du rectum et celle de l'S iliaque distendus par le meconium.

Pour expliquer les flexions qui se produisent spontanément à la puberté, on invoque une inégalité dans le développement des deux parois (Dugès et Boivin, Cusco).

2° *Causes des déviations acquises.*

Les mêmes causes que nous avons vu produire les déviations temporaires physiologiques, peuvent également déterminer, mais pas à elles seules, comme nous le verrons, les déviations permanentes. Ainsi, la distension exagérée de la vessie par suite de la contrainte à laquelle sont soumises les femmes par nos habitudes sociales, la distension du rectum (constipation opiniâtre), les chutes, principalement sur le siége, le cahot d'une voiture, les efforts violents pour soulever un fardeau, pour aller à la garde-robe, les grands accès de toux, l'action de lever les bras pour se coiffer (Velpeau), le coït, surtout avec disproportion des organes (Boivin), telles sont les principales causes occasionnelles des déviations utérines.

Le mécanisme de la déviation varie dans ces différents cas. Si la cause réside dans une distension éxagérée de la vessie ou du rectum, l'utérus est directement déplacé par la compression de l'organe dont le volume augmente. — S'agit-il d'une chute, sur les pieds par exemple, l'utérus mû par son poids augmenté de la vitesse acquise dans la chute, tombe en avant sur la vessie (antéversion), jusqu'à ce qu'il soit arrêté par la résistance des tissus. C'est par le même mécanisme que se produit la rétroversion dans une chute sur le siége. — Comment l'utérus se dévie-t-il, s'infléchit-il sous l'influence des efforts? Nous en empruntons l'explication à Velpeau : « Dans les efforts violents l'utérus est sollicité à se plier sur lui-même par une pression de haut en bas entre le plancher périnéal qui résiste, et les viscères abdominaux joints à l'action musculaire, qui agissent comme puissance. Si le col a conservé sa mobilité, l'utérus se dévie en totalité; si au contraire le col se trouve fortement fixé, c'est une inflexion qui se produit. » Ce mécanisme est abolument identique à celui qu'on invoque pour expliquer la production des fractures par cause indirecte. — Enfin voici comment on explique que le coït, surtout avec disproportion des organes puisse être une cause de déviation principalement d'antéversion : le pénis en érection longe la paroi antérieure du vagin, et vient butter, dans le cul-de-sac antérieur, contre le col précisément allongé chez la jeune femme nullipare et dans les premiers temps de la copulation ; il pousse fortement ce col en arrière et force le corps à basculer en avant.

Mais si toutes ces causes sont suffisantes pour déterminer un déplacement temporel, elles ne le sont pas pour produire un déplacement permanent. Dès qu'elles ont cessé d'agir, l'utérus reprend sa position normale s'il était dévié, il se redresse en vertu de son élasticité s'il était infléchi. Pour que la déviation soit permanente, il faut qu'à ces causes déterminantes s'ajoutent des causes prédisposantes. Ce sont ces dernières qui rendent le déplacement persistant, qui empêchent l'uterus de reprendre sa position normale une fois qu'il l'a abandonnée. Or, ces causes sont toujours des *états pathologiques* des organes génito-pelviens (soit de l'utérus, soit de ses annexes), et nous avons beau analyser scrupuleusement les observations, nous n'en trouvons point d'autres.

Quelles sont ces causes ?

La pelvipéritonite, les phlegmons périutérins, les phlegmons des ligaments larges (1). A leur période

(1) Les prétendus engorgements de Lisfranc n'étaient pour la plupart que des pelvipéritonites méconnues. Si c'eût été des antéflexions, comme le voulait Vélpeau, il n'y aurait pas eu de symptômes douloureux, puisque l'antéflexion pourrait à la rigueur être considérée comme l'état normal. On s'est beaucoup moqué des engorgements de Lisfranc : nous devons dire ici que c'est à tort. Sans doute l'engorgement n'existe pas, sans doute Lisfranc a méconnu la pelvipéritonite ou le phlegmon péri-utérin, mais il avait parfaitement reconnu l'existence d'un état inflammatoire ; il trouvait une tumefaction péri-utérine qu'il croyait appartenir à l'utérus augmenté de volume et enflammé, tandis qu'elle lui était extérieure, mais il avait parfaitement vu que cette tuméfaction était douloureuse, brûlante, avec battements, accomprgnée de fiévre ; il avait parfaitement eu raison de diagnostiquer là un état inflammatoire auquel il donnait malheureusement le nom

d'acuité ces phlegmasies forment des tuméfactions qui repoussent l'utérus du côté opposé à leur situation; mais après leur guérison elles laissent des adhérences, des brides fibreuses qui en se rétractant entrainent l'utérus de leur côté; de sorte que l'on peut voir dans une pelvipéritonite la déviation changer de direction d'un jour à l'autre par suite de la rétraction des adhérences.

L'hématocèle péri-utérine.

Les tumeurs de l'ovaire.

La métrite aiguë ou chronique. Il y a augmentation de volume et de poids de l'utérus, le centre de gravité est déplacé.

Les corps fibreux, les polypes de l'utérus. (Même mécanisme).

L'atonie des parois de l'utérus, un certain degré de ramollissement qui se lie au lymphatisme et à la chloro-anémie (Kiwisch). Nous comprenons que cet état d'atonie produise ce qu'on a appelé l'état d'indifférence de l'organe, se portant d'un côté ou de l'autre à la moindre action compressive des organes intérieurs, ou suivant les diverses attitudes du corps; mais quant à produire une déviation permanente, nous ne le croyons pas. Ou bien, nous admettrions plus volontiers l'explication de Robert au sujet de l'influence de la constitution lymphatique et scrofuleuse : chez les femmes molles et lymphatiques, dit-il, l'utérus se congestionne facilement,

vague d'engorgement, mais contre lequel il établissait une thérapeutique absolument rationnelle le repos, les antiphlogistiques (émollients, sangsues, etc.). On n'agit pas autrement aujourd'hui contre la pelvipéritonite.

sans présenter cependant des signes évidents de phlegmasie, et c'est cette congestion qui rendant l'organe plus volumineux et plus lourd tend à le faire basculer d'un côté ou de l'autre.

Un engorgement granuleux de la lèvre antérieure du col, avec hypertrophie correspondante de la paroi antérieure du corps : cause d'antéversion (Sims).

Une hypertrophie ou une atrophie partielle de l'utérus chez la vieille femme : cause de flexion (Cusco).

Une métrite parenchymateuse partielle, donnant lieu soit à un ramollissement, soit à une induration cicatricielle et rétractile, peut déterminer une flexion utérine. Cette cause est mentionnée par Dugès et Boivin : « L'utérus enflammé peut tantôt se ramollir, tantôt au contraire se rétracter d'un côté par la formation de quelque cicatrice interne ».

La distension, le ramollissement des ligaments qui soutiennent l'utérus, ainsi que cela peut avoir lieu à la suite des grossesses et des accouchements. Nous croyons à l'influence de cette cause au point de vue des descentes de matrice, mais pas à celui des déviations pures. Sans doute le relâchement et la rupture des ligaments utéro-sacrés entraîne une rétroversion plus ou moins accentuée, mais ici la rétroversion est la conséquence directe de l'abaissement, car il ne peut y avoir abaissement sans rétroversion. Il en est de même des rétroversions qui se produisent à la suite d'une chute sur le siége : qu'on mesure la distance du col à la vulve, on constatera une descente plus ou moins considérable.

Le raccourcissement des ligaments utéro-sacrés est une cause réelle d'antéversion. Mais quelle est la cause de ce raccourcissement ? D'après Sims il pourrait résulter d'une position vicieuse longtemps continuée. Ne serait-ce pas plutôt un fait congénital?

Des brides, des adhérences, des cicatrices vicieuses dans les culs-de-sac du vagin, sont des causes mécaniques de déviations ou de flexions du col sur le corps (Ameline, Bernutz et Goupil).

Un bassin trop ample, a-t-on dit (Osiander et Bernard Vahle), est une cause de déviations, car les ligaments sont trop longs, et les organes environnants ne soutiennent pas l'utérus. Nous croyons dans ce cas à l'état d'indifférence de l'utérus. Si l'on a signalé des rétroversions, c'est qu'on ne touchait les femmes que couchées.

La dilatation trop grande du vagin (Boivin et Dugès) à la suite de couches nombreuses. C'est également une cause de mobilité anormale de l'utérus, mais sans influence sur aucune déviation en particulier (Goupil).

La rétraction cicatricielle et le raccourcissement de la paroi antérieure du vagin : cause de rétroversion (Boivin et Dugès).

Le relâchement et l'allongement de la paroi antérieure du vagin : cause d'antéversion (Sims). C'est en produisant un allongement de la paroi antérieure du vagin, un allongement et un relâchement des tractus ligamenteux utéro-vésicaux, que le coït que nous avons dit déterminer une antéversion temporelle, peut quelquefois en produire une permanente (Boivin, Saussier).

La traction brusque et hâtive du placenta après l'accouchement (Amussat, Grimaud) : bien plus souvent cause d'inversion.

Le décubitus dorsal prolongé : cause de rétroversion (Huguier). Nous ne savons pas s'il n'existait pas ici d'autre affection, mais dans tous les cas nous expliquons le fait par une congestion passive hypostatique de la paroi postérieure de l'utérus.

L'usage des corsets (Chomel, Richet)?

L'accouchement naturel ou laborieux, et l'avortement, On a dit que, par suite d'un arrêt dans son évolution rétrograde, l'utérus restait quelquefois volumineux et moins dur, et qu'il y avait là une condition prédisposante à la déviation. Nous y voyons plutôt une cause de statique indifférente de l'organe. E. Lacroix a émis depuis longtemps la même opinion: «A la suite de nombreux accouchements, dit-il, l'utérus est pour ainsi dire ballant au milieu de l'excavation, et la déviation change suivant les diverses postures de sujet. » Goupil dit que le plus souvent cet état de retrait imparfait de l'utérus consécutif à l'accouchement s'accompagne, non-seulement de mobilité anormale, mais de congestion, et que c'est à cette dernière que sont dues les douleurs fréquentes dans ce cas. Quant à l'accouchement laborieux, ayant nécessité des manœuvres, il s'accompagne fréquemment non-seulement de déviation, mais aussi de pelvipéritonite. Chez les 5 malades de Goupil qui se trouvaient dans ces conditions, il était difficile de savoir si la déviation était la conséquence de l'accouchement laborieux ou de la pelvipéritonite qui s'en était suivie.

La marche trop prompte après l'accouchement ou l'avortement (Valleix et la plupart des auteurs). Mais c'est là une cause de métrite ou de pelvipéritonite, et ce sont celles-ci qui produisent les déviations.

Il résulte de cette étude étiologique :

1° Que les déviations permanentes sont congénitales ou acquises.

2° Que les déviations acquises ne sont jamais idiopathiques, mais toujours symptomatiques d'une autre affection de l'utérus ou de ses annexes.

VIII.

FREQUENCE.

Sur 229 femmes nulli uni ou multipares, prises au hasard, Goupil a trouvé :

70 utérus en position normale,
60 antéflexions,
51 antéversions,
25 latéroversions ou latéroflexions,
17 rétroflexions,
6 rétroversions.

229

Si nous additionnons les chiffres des déviations, nous trouvons 159 déviations pour 70 utérus normaux. Il y aurait donc plus des deux tiers d'utérus déviés. Sur 3 femmes prises au hasard, deux au moins auraient une déviation utérine.

Si nous rangeons les antéflexions parmi les utérus normaux nous trouvons encore 99 déviations pour 130 utérus en position normale, c'est-à-dire presque autant d'anomalies que de cas normaux

Nous livrons cette notion de la fréquence des déviations utérines, aux méditations de ceux qui en font encore des états pathologiques.

IX.

LES DÉVIATIONS UTÉRINES CONSTITUENT-ELLES UN ÉTAT PATHOLOGIQUE.?

Considérée en elle-même, qu'est-ce qu'une déviation de l'utérus? C'est une *anomalie* dans la forme ou la direction de cet organe.

Or, si l'on se reporte à la science des anomalies, à la tératologie, on s'assure qu'une anomalie n'est pas forcément un état pathologique.

Une anomalie légère, ne mettant obstacle à l'accomplissement d'aucune fonction, ne produisant pas de difformité, n'ayant en soi rien de nuisible pour l'individu qui la présente, est qualifiée simplement de *variété anatomique*.

Au contraire une anomalie plus grave, rendant impossible ou difficile l'accomplissement d'une ou de plusieurs fonctions, ou produisant une difformité, une anomalie par conséquent nuisible ou fâcheuse à l'individu qui en est affecté, est considérée comme un état pathologique, et désignée sous le nom de *vice de conformation* lorsqu'elle est congénitale, sous celui de *déformation* quand elle est acquise.

Donc pour savoir si une déviation utérine constitue un état pathologique, il faut rechercher si elle produit des troubles fonctionnels. C'est ce que nous allons examiner dans le chapitre suivant. Mais disons par avance que, pour nous, la question sera résolue dans le sens négatif :

Non, par elle-même et par elle seule, une déviation utérine quelle qu'elle soit, ne produit pas de troubles fonctionnels, et par conséquent on ne peut pas et on ne doit pas la considérer comme une maladie.

X

LES DÉVIATIONS UTÉRINES ONT-ELLES DES SYMPTOMES?

Le point capital de l'histoire des déviations utérines est bien celui de savoir si elles déterminent par elles-mêmes des symptômes morbides. Nous sommes placés ici, comme nous l'avons déjà dit, entre deux camps bien tranchés. les uns contestant aux déviations jusqu'à la possibilité de donner lieu à quelque trouble morbide que ce soit, les autres leur attribuant une importance de premier ordre pour l'explication des troubles que présentent si souvent les femmes qui en sont affectées.

Faisons d'abord l'énumération rapide des symptômes que l'on a attribués aux déviations utérines. Les voici d'après Valleix :

Ils sont locaux et généraux.

1° Symptômes *locaux :*

Douleurs occupant les différents points du bassin : l'hypogastre, les aînes, les lombes, le sacrum, douleurs souvent spontanées, et toujours augmentées ou provoquées par la marche qui est quelquefois rendue impossible, par les efforts, par le toucher vaginal et par le palper abdominal. — *Troubles de la défécation et de la miction* qui sont rendues difficiles et douloureuses par suite de la compression de l'utérus dévié sur le rectum ou la vessie (ténesme et épreintes anales et vésicales, constipation opiniâtre, dysurie, rétention quelquefois complète d'urine, parfois incontinence). — *Leucorrhée*, écoulements blanchâtres, puriformes, glaireux plus ou moins abondants.—*Métrorrhagies* fréquentes, entraînant consécutivement l'anémie et la faiblesse générale. — *Dysmémorrhée*. — *Stérilité*.

2° *Symptômes généraux* :

Nous avons signalé l'*anémie*. Mentionnons les troubles divers qui forment son cortége ordinaire : Troubles *circulatoires* (bruits de souffle dans les artères, décoloration des tissus) ; troubles *digestifs* (inappétence, dyspepsie, gastralgie, dépérissement général); troubles nerveux (douleurs névralgiques (lombo-abdominales, intercostales; etc., la névralgie intercostale est la plus fréquente, elle serait même constante d'après Simpson, et siégerait généralement sous le sein gauche), Il n'est pas jusqu'à des *paralysies musculaires partielles* qu'on n'ait attribuées à l'influence nocive des déviations utérines. Enfin l'*hystérie* elle-même, cette névrose essentielle entre toutes, a été quelquefois mise par les modernes sous la dépendance des déviations de l'utérus (hystérie symptômatique de Nonat), soit qu'on eut affaire à de véritables attaques d'hystérie, soit qu'il s'agît simplement des phénomènes caractéristiques de l'état dit hystérique (oppressions, spasmes, boule œsophagienne, malaise général, bizarreries du caractère, pleurs sans motifs, etc.) (1).

Cette symptomatologie est tracée d'après l'analyse d'un nombre très-considérable d'observations, consciencieusement prises, dans lesquelles on a noté la coïncidence d'une déviation utérine avec les troubles locaux et généraux que nous venons de mentionner.

Mais a-t-on eu raison d'attribuer à la déviation les phénomènes observés ? C'est ce que nous allons examiner.

La première question qui se pose est celle-ci : *Ces symptômes sont-ils véritablement caractéristiques d'une déviation utérine?* n'appartiennent-ils qu'à elle ? Quand on les rencontre peut-on assurer, sans toucher la femme, que l'utérus est dévié?

Évidemment non.

Nous ne voulons pas faire ici l'histoire symptômatique de toutes les affections des organes génito-pelviens, mais ceux qui les connaissent savent bien que chacun de ces symptômes en particulier, et même leur réunion complète, peuvent exister dans l'une quelconque des maladies de ces organes ; et c'est là précisément ce qui rend le diagnostic si difficile puisqu'il ne peut être positivement établi que par l'exploration physique. Quelle que soit la nature de l'affection utérine ou périutérine, alors même que l'utérus conserverait sa position nor-

(1) D'autres accidents, tels que l'avortement, les ruptures de la vessie et du vagin, etc., peuvent se produire dans la rétroversion de l'utérus gravide, mais nous ne nous occupons ici que des déviations à l'état de vacuité.

male, les malades se plaignent de douleurs dans le bassin, aux aînes, au sacrum, à la face interne des cuisses, d'irrégularités dans la menstruation, d'écoulements blanchâtres, puriformes, glaireux, de fatigues insolites dans la marche, de ballonnement du ventre, de troubles digestifs, d'amaigrissement, de dépérissement général, de phénomènes nerveux plus ou moins extraordinaires, de constipation, de besoins plus ou moins fréquents d'uriner, de douleurs en urinant, etc.. tous symptômes attribués par Valleix aux déviations utérines.

Pour savoir par conséquent si, dans les observations citées, les symptômes devaient être logiquement attribués à la déviation et à elle seule, *il faut rechercher s'il n'existait pas en même temps que la déviation une autre affection capable de les produire et par suite de les expliquer.*

C'est ce qu'a fait M. Depaul. Il a analysé toutes les observations publiées jusqu'en 1854, il en a réuni un grand nombre d'autres qui étaient inédites, et il a démontré que dans toutes, à côté d'une déviation quelquefois très-légère, ile xistait d'autres lésions beaucoup plus sérieuses et bien plus capables d'expliquer les phénomènes symptômatiques observés. Nous avons, de notre côté, recherché et analysé toutes les observations publiées depuis l'époque où M. Depaul lisait son rapport à l'Académie et nous n'en avons trouvé aucune où la déviation fut simple, sans complication. Et encore, dans toutes ces observations, faudrait-il tenir compte, ainsi que le fait remarquer avec raison M. Depaul, des erreurs de diagnostic qui ont dû être certainement fréquentes, c'est-à-dire qu'on n'a pas toujours mentionné toutes les lésions matérielles concomitantes, faute d'avoir su les reconnaître, et qu'on a quelquefois pris pour un déplacement ce qui n'en était pas un.

Mais, de ce qu'on trouve avec une déviation utérine un autre état pathologique capable de produire les symptômes dont se plaignent les malades, il n'en résulte pas forcément que la déviation soit pour rien dans la production de ces symptômes. Nous avons déjà dit en effet que les mêmes symptômes fonctionnels sont communs à la plupart des affections tant de l'utérus que de ses annexes, et lorsque plusieurs d'entr'elles existent simultanément chez le même sujet, il semble bien difficile de faire la part de ce qui revient à chacune.

Il faut donc rechercher «*si parmi les femmes qui se portent bien, qui peuvent vaquer a toutes leurs occupations, et qui n'éprouvent aucun des symptômes qu'on veut forcément rapporter aux déviations, il n'y en a pas un certain nombre dont la matrice est plus ou moins déviée.* » (Depaul).

La réponse à cette question est affirmative. Si l'on a pu attribuer autrefois tant d'importance et de gravité aux déviations de l'utérus, c'est qu'on n'explorait les organes génitaux que des femmes qui se plaignaient de douleurs et de troubles plus ou moins graves de ce côté. Mais dès qu'on s'est mis à rechercher les déviations chez les femmes bien portantes, on a constaté, non sans étonnement, qu'elles sont très fréquentes et qu'elles ne donnent lieu à aucun trouble.

Sur 27 femmes observées par M. Depaul, présentant des déviations diverses de l'utérus ainsi réparties : 10 antéversions, 5 antéflexions, 4 rétroflexions, 5 rétroversions, 3 abaissements, sans autre lésion appréciable de l'organe, 24 n'éprouvaient aucun phénomène qui put être rapporté à une affection quelconque de la matrice ; 3 seulement, celles qui avaient des abaissements, présentaient des troubles spéciaux. C'est pourquoi M. Depaul a pu dire dans ses conclusions que « dans un très-petit nombre de cas la santé des femmes peut être assez dérangée par le seul fait de quelque déviation, *et surtout par un abaissement de l'utérus*, pour qu'il devienne nécessaire d'opposer à ces faits exceptionnels une thérapeutique exceptionnelle aussi ». Mais nous, pour qui la descente de matrice est une affection tout à fait à part, nous ne faisons pas d'exceptions à la règle établie par M. Depaul sur l'innocuité des déviations.

Goupil a observé 36 antéflexions, 8 rétroflexions, 19 antéversions, 12 déviatiations latérales chez des femmes nulli ou multipares qui ne présentaient en même temps aucune autre affection des organes génitaux internes ; et aucune ne se plaignait de troubles fonctionnels, ni de douleurs d'aucune sorte.

Bien d'autres observateurs, et nous-même, avons constaté souvent le même fait.

Nous avons déjà cité les paroles de P. Dubois à ce sujet : « Les déviations utérines sont des faits pathologiques très-communs, et si elles avaient les conséquences qu'on leur prête, le tiers au moins des femmes seraient condamnées à subir l'application d'un pessaire ou d'un redresseur ».

Voici comment s'exprime M. Gosselin : « On a exagéré à notre époque l'importance des déviations utérines. J'ai vu à l'hôpital de Lourcine un bon nombre de femmes qui avaient des abaissements, des rétroflexions, des antéversions, des rétroversions, et qui ne souffraient pas de l'utérus.

« J'en ai observé un bon nombre d'autres qui avaient des douleurs utérines, et chez lesquelles ne constatant aucune déviation j'étais autorisé à attribuer les douleurs soit à une phlegmasie, soit à une névralgie.

« Enfin chez celles qui avaient en même temps des douleurs et une déviation, j'ai vu souvent les douleurs cesser après l'emploi du repos, des antiphlogistiques, des narcotiques, quoique la déviation persistât ».

Ce dernier argument achève de démontrer la parfaite innocuité des déviations de l'utérus.

On a dit qu'effectivement un certain nombre de femmes étaient affectées de déviations utérines sans en être incommodées le moins du monde, mais que c'était là des cas de déviations *congénitales*, et que celles-là n'apportaient aucun trouble dans la santé, tandis que les déviations *acquises* avaient une influence nocive incontestable.

Il fallait donc rechercher si chez les femmes qui ont des déviations acquises, c'est-à-dire manifestement produites par une autre affection intercurrente des organes pelviens, *il ne suffisait pas de guérir cette autre affection pour voir disparaître tous les accidents fonctionnels et souvent la déviation elle-même*.

Nous venons de citer les paroles de M. Gosselin.

Voici des faits tirés de la pratique de M. Depaul : Sur 60 maladies variées de l'utérus (phlegmasies partielles ou générales du tissu propre, catarrhes, granulations, ulcérations diverses du col, névralgies, etc.), compliquées de l'une ou l'autre des déviations, trois ou quatre fois seulement des accidents de quelque importance ont persisté après la disparition des lésions fondamentales. Des autres cas, chez un bon nombre la déviation avait disparu après la guérison des accidents inflammatoires, et chez celles où la déviation persistait elle ne s'accompagnait d'aucun trouble. Qu'importe alors que l'utérus soit plus ou moins dévié, plus ou moins fléchi, si cette difformité n'a aucune influence fâcheuse sur la santé ? (Depaul).

Si nous parcourons la monographie de Goupil, nous voyons que chez toutes les malades qui présentaient une affection pelvienne (métrite, congestion utérine, ulcérations du col, pelvipéritonite, abcès des ligaments larges, etc.), coïncidant avec la déviation, tous les troubles fonctionnels ont complètement disparu après la guérison de la complication, à de très-rares exceptions près.

Ces exceptions d'ailleurs n'en sont véritablement pas. Dans les cas de Goupil, presque toutes les femmes qui ont présenté une pelvipéritonite en même temps que leur déviation ont conservé après la guérison de la pelvipéritonite des douleurs notables parce qu'il restait des adhérences quelquefois difficiles à diagnostiquer. C'est précisément cette difficulté du diagnostic qui explique qu'on ait pu croire, dans des cas semblables, à des déviations simples. On évitera l'erreur en songeant aux antécédents, et en cherchant à mobiliser l'utérus ; s'il résiste, et si cette manœuvre provoque la douleur, c'est qu'il y a des adhérences. Les trois ou quatre exceptions de M. Depaul sont des cas analogues.

On peut donc conclure, avec M. Depaul, qu'on s'est trompé en attribuant aux déviations de l'utérus des accidents qui ont une tout autre origine, et que, congénitales ou acquises, elles ne déterminent pas par elles-mêmes de symptômes morbides (1).

XI.

LES DÉVIATIONS UTÉRINES SONT-ELLES UNE CAUSE DE DYSMÉNORRHÉE ?

Un certain nombre d'auteurs, même parmi ceux qui ont le plus contribué à démontrer le peu d'influence des déviations utérines sur la santé en général (nous avons nommé Paul Dubois), ont fait une exception pour la dysménorrhée et la stérilité, qu'ils ont cru devoir attribuer dans quelques cas à la déviation elle-même.

(1) Quelques auteurs ont décrit aux déviations utérines, des symptômes physiques, considérant comme tels les données diagnostiques fournies par l'exploration physique des organes. Nous ne partageons pas cette manière de voir. Un symptôme, aussi bien physique que fonctionnel, ne peut appartenir qu'à une maladie, à un état pathologique. La rougeur, la chaleur, le gonflement que présente le phlegmon, sont des symptômes physiques d'un état pathologique. Mais dans la déviation rien de pathologique ; c'est un simple état anatomique qu'il s'agit de constater, et que nous constatons par le toucher ne pouvant le faire par la vue. Dire que dans la rétroversion, par exemple, on trouve le col utérin dirigé en avant, le corps en arrière, c'est constater purement et simplement qu'il y a rétroversion. Par le seul fait qu'on dit rétroversion, on dit col en avant, corps en arrière. Ce qui est important, c'est d'apprendre comment on reconnaîtra que le col est dirigé en avant et le corps en arrière, en d'autres termes comment on reconnaîtra qu'il y a rétroversion. C'est ce que nous indiquerons au chapitre du diagnostic.

Cette considération justifie l'examen spécial, quoique succinct, que nous allons faire de ces deux questions.

Voyons d'abord ce qui a trait à la dysménorrhée.

« Il saute aux yeux, dit Velpeau, de quiconque y a un instant réfléchi, que le canal d'une matrice *coudée* doit perdre de ses dimensions à l'endroit où l'inflexion s'effectue, presque toujours vis-à-vis de l'orifice interne. On devine sur-le-champ qu'il y aura là un obstacle pour le passage du fluide menstruel ou de toute autre nature à expulser de la cavité de la matrice. Aussi voit-on bon nombre de femmes se plaindre de douleurs, de coliques parfois fort vives dans la région utérine ou dans tout l'hypogastre aux approches des règles et même pendant toute la période menstruelle. Que de petits caillots se présentent alors au passage, et il y aura des souffrances qui cessent dès que le corps étranger est expulsé. »

Malheureusement ce rétrécissement, si nécessaire aux besoins de la cause, est loin d'être démontré. M. Legendre, qui a examiné des utérus très-infléchis, a constaté que malgré l'inflexion le canal cervico-utérin était parfaitement perméable, et quelques-uns de ces cas, figurés dans son atlas, ne laissent aucun doute sur ce point. Le fait est d'ailleurs cliniquement aussi bien qu'anatomiquement démontré par le grand nombre de femmes qui présentent des inflexions utérines même à un degré très-prononcé, et qui n'ont pas de dysménorrhée.

Ces jours derniers nous avons examiné, dans le service de M. Bernutz, une jeune femme qui présentait une antéflexion excessive et qui n'avait jamais éprouvé de douleurs pendant ses règles. Le fond et le col de l'utérus regardaient tous les deux vers le pubis, et en longeant avec le doigt les bords de l'organe on constatait manifestement que le bord du corps se continuait avec celui du col sous un angle excessivement aigu.

Si l'on songe d'ailleurs à l'extrême fréquence de l'antéflexion, qui est considérée comme l'état normal jusqu'à la puberté, et même jusqu'à la grossesse, il doit sembler fort étonnant que le nombre des dysménorrhées ne soit pas plus considérable.

Ce qui a induit en erreur les observateurs, c'est qu'en introduisant la sonde dans la cavité utérine, il est fréquent de rencontrer un obstacle qui s'oppose à la pénétration de l'instrument dans cette cavité. Mais c'est là un obstacle tout à fait normal, que l'on rencontre alors même qu'il n'existe pas de flexion, et qui peut être vérifié sur le cadavre. C'est même cette circonstance qui a fait admettre la présence d'un sphincter au niveau de l'orifice interne du col alors qu'on ne pouvait pas en démontrer anatomiquement l'existence.

Il n'y a qu'une espèce, excessivement rare, de déviation utérine qui s'accompagne forcément d'un rétrécissement de l'orifice du col, c'est celle qui a été signalée et figurée par M. Félix Guyon, et qui consiste dans *une torsion du corps de l'utérus sur le col* autour de l'axe longitudinal de l'organe.

Nous ne voulons pas dire, d'ailleurs, que les inflexions utérines ne s'accompagnent jamais de rétrécissement, mais seulement que celui-ci n'est jamais porté au point d'entraîner des accidents. Il est démontré en effet, et l'on en trouve de nombreux exemples dans le livre de M. Bernutz, que des coarctations même considérables du canal cervico-utérin ne donnent pas toujours lieu à des troubles dysménorrhéïques, et qu'alors même qu'il y a en même temps rétrécissement et dysménorrhée, celle-ci n'est pas toujours la conséquence du premier, et que souvent elle a pu être guérie sans qu'on eût touché au rétrécissement.

Enfin il y a des femmes, atteintes de flexions et même de rétrécissements, qui tantôt éprouvent des symptômes dysménorrhéïques, et tantôt ne souffrent en aucune manière pendant les règles.

Donc, si des flexions utérines, même avec rétrécissement concomitant, tantôt s'accompagnent et tantôt ne s'accompagnent pas de dysménorrhée, il est évident que celle-ci doit tenir à quelque autre chose qu'à la flexion ou au rétrécissement. Or, on a remarqué que dans tous les cas de déviations dysménorrhéales, il existait constamment une affection catarrhale ou inflammatoire du col, avec ou sans augmentation de volume de cet organe (Bernutz et Goupil). Il est donc rationnel d'attribuer la dysménorrhée au gonflement de la muqueuse cervico-utérine et aux affections dont elle peut être le siége, et non pas à un rétrécissement de l'orifice cervical (Goupil).

XII.

Les déviations utérines sont-elles une cause de stérilité?

La stérilité n'a pas d'ordinaire une influence bien fâcheuse sur la santé des femmes, mais elle en a une très-grave au point de vue de la famille et de la société.

« Qui ne sait quel immense intérêt s'attache souvent

dans les familles à la naissance d'un enfant? » (Velpeau).

Tous les jours on est consulté pour de jeunes femmes mariées depuis plusieurs années, et qui voudraient à tout prix voir cesser leur stérilité.

Il résulte de là qu'alors même que les déviations utérines ne produiraient jamais de souffrances, leur présence ou leur absence ne serait pas une chose indifférente s'il était démontré qu'elles rendent les femmes stériles.

Les versions aussi bien et mieux même que les flexions ont été accusées de porter obstacle à la fécondation ; mais le mécanisme invoqué dans les deux cas est différent : dans les versions où l'utérus est dévié en totalité, la stérilité serait produite par la rupture des rapports de l'organe mâle avec le museau de tanche, tandis que dans les flexions où le corps seul de l'utérus est dévié de son axe et fléchi sur le col, la stérilité proviendrait de l'occlusion plus ou moins complète du canal utérin au niveau de la brisure. Quelques auteurs n'attribuent pas une influence égale aux versions et aux flexions dans l'empêchement à la fécondation, et l'espèce de déviation incriminée varie avec les différents auteurs. Pour les uns les flexions seules seraient un obstacle réel, en raison du rétrécissement cervical qu'elles occasionnent; mais d'autres ayant remarqué qu'il n'y a pas de rétrécissement au niveau de la flexion (Cusco), ne peuvent admettre que ce soit là la cause de la stérilité, et attribuent celle-ci à la déviation du col de l'u-rus, dont l'orifice se trouve très-souvent dirigé directement en avant ou en arrière ; en d'autres termes, pour ces derniers ce n'est pas parce qu'il y a flexion, mais bien parce qu'il y a version que la femme est stérile.

Nous avons dit ce qu'il fallait penser du prétendu rétrécissement dans les flexions, nous n'y reviendrons pas. Nous ne nous arrêterons pas non plus à l'étude des rapports différents que le pénis affecte avec le col, dans le coït, suivant les diverses espèces de déviations, ni à la recherche de la façon dont le sperme doit être éjaculé sur le museau de tanche pour que sa pénétration dans la cavité utérine soit facile et assurée. Nous avouons que les explications de ceuxqui voient dans ces dispositions un obstacle à l'union ovulo-spermatique, ne nous touchent pas plus que celles qui ont pour but de démontrer que l'antéflexion, qui est un état normal, ne peut être mise en cause, et que la rétroversion mettant le col dans l'axe du vagin serait plutôt favorable à la fécondation. Aussi, chercherons-nous ailleurs nos arguments.

Il est un fait certain, c'est qu'on rencontre un nombre considérable de femmes affectées d'antéversion ou d'antéflexion, de rétroversion ou de rétroflexion, et qui sont remarquables par leur fécondité.

On voit par contre un nombre considérable de femmes qui sont stériles, et qui n'ont pas de déviation utérine, mais une autre maladie de la matrice ou de ses annexes (granulations, hypertrophies, cônicité du col, atrésies, corps fibreux et polypes utérins, kystes et autres affections de l'ovaire, pelvipéritonites, inflammation des trompes, sécrétions anormales de l'utérus et du vagin non appropriées à la viabilité des spermatozoaires, etc.).

On voit enfin beaucoup de femmes stériles qui, présentant en même temps une déviation et une autre affection curable de celles que nous avons indiquées, deviennent enceintes après la guérison de la maladie principale, malgré la persistance de la déviation.

D'après cela, on est, croyons-nous, autorisé à admettre que la stérilité accompagnant une déviation utérine, est dûe non pas à la déviation, mais à une autre affection de l'appareil génital.

Et il ne faut pas croire qu'on puisse affirmer le contraire parce qu'on ne pourra pas découvrir sur le vivant une autre maladie capable d'expliquer la stérilité. La science possède, en effet, de nombreux exemples d'autopsies de nullipares chez qui, en même temps qu'une déviation (version ou flexion) très-prononcée à laquelle on avait pu attribuer pendant la vie la stérilité, on trouvait les trompes oblitérés, les ovaires déplacés et adhérents dans des positions diverses, mais loin du pavillon des trompes, par des brides celluleuses, suite de pelvipéritonites partielles.

Cependant comme nous ne voulons pas être exclusif, ni mériter le reproche d'avoir soutenu une idée de parti pris, nous dirons ceci : les observations qu'on trouve dans la science, relatives à la guérison de la stérilité par le redressement de l'utérus dévié sont excessivement nombreuses. Il est vrai que dans la plupart des cas on ne s'est pas contenté d'appliquer un pessaire, mais qu'on a également guéri un catarrhe utérin qui existait à peu près constamment. Mais on comprend qu'il soit possible, à la rigueur, qu'une déviation excessivement prononcée puisse, en appliquant l'orifice du col soit en avant contre le pubis, soit en arrière contre le rectum, empècher la pénétration du sperme dans l'utérus. Aussi croyons-nous que ce sera sagement agir, dans des cas analogues, et alors qu'on aura guéri toute affection concomitante, de redresser l'utérus de façon à ramener l'orifice du col dans l'axe du vagin. Mais hâtons-nous de dire que nous emploierons pour ce redressement les moyens les plus bénins. Il a suffi quelquefois de conseiller les rapports sexuels dans des positions spéciales, variables suivant la direction de l'inclinaison, ou bien l'intromission incomplète du pénis dans les cas de disproportion des organes. Si ces moyens ne sont pas suffisants on appliquera un simple tampon de coton dans l'un des culs-de-sac du vagin, ou bien enfin le pessaire de Hodge aujourd'hui très à la mode.

En somme, s'il nous fallait résumer notre opinion sur ce point, nous le ferions dans la formule suivante qui est celle de M. Pajot : « *Les déviations constituent des difficultés pour la fécondation, aucune n'entraîne l'impossibilité absolue.* »

Puisque nous citons M. Pajot, nous ne pouvons résister au désir d'insérer la petite observation suivante, aussi intéressante que courte.

Observation de M. Pajot (Archives générales de médecine, 1867). — Madame de T... vint me consulter, en 1861, sur une maladie utérine pour laquelle elle avait déjà pris l'avis de plusieurs médecins Allemands ; je reconnais par le toucher, et sans difficulté aucune, une rétroflexion complète ; le fond est plus bas que le col, l'utérus a la forme exagérée d'une cornue. Je conseille une grossesse, en déclarant qu'elle me paraît difficile à obtenir.

Madame de T..., est mère déjà de deux enfants, elle est à Paris depuis peu de jours ; sa dernière époque menstruelle a été régulière il y a quinze jours. L'époque qui suit mon examen manque. La malade était enceinte quand elle s'est présenté chez moi. L'utérus s'est réduit spontanément vers quatre mois, et j'ai fait l'accouchement à terme sans accident aucun.

Cette courte observation est d'un grand enseignement. Elle nous montre :

1° Que la fécondation est possible malgré une rétro-fléxion excessive;

2° Que la réduction de la déviation peut s'opérer spontanément vers le quatrième mois de la grossesse (C'est ce qui arrive souvent, en effet);

3° Que le cathétérisme utérin pratiqué dans le but soit de diagnostiquer plus sûrement la rétroflexion, soit de redresser l'utérus rétrofléchi afin de faciliter une grossesse, aurait eu pour résultat fatal de provoquer un avortement.

XIII.

DIAGNOSTIC.

Pour constater l'existence d'une déviation utérine on emploie *le Toucher*, ordinairement seul, quelquefois mais exceptionnellement aidé d'un instrument explorateur, l'hystéromètre. C'est le toucher vaginal que l'on pratique; il suffit presque toujours, et la plupart des femmes répugnent tellement au toucher rectal qu'il faut leur épargner cet ennui toutes les fois qu'il n'est pas indispensable.

On combine utilement le palper hypogastrique au toucher vaginal.

Quant au spéculum, il est absolument inutile pour le diagnostic des déviations.

Voici d'abord les notions que fournit le toucher vaginal quand l'utérus présente sa direction *normale*. Le doigt indicateur, suivant l'axe du vagin pour aller jusqu'au col, rencontre d'abord la lèvre antérieure, puis immédiatement en arrière l'orifice du col éloigné de 54 millimètres environ de la partie antérieure de l'ouverture du vagin (Bernutz et Goupil). Cet orifice figure une fente parfaitement transversale à l'état normal. En portant le doigt en avant, on trouve la face antérieure du col, et en déprimant le cul-de-sac antérieur on touche la face antérieure du corps dans une étendue de 1 cent. à 1 cent. 1/2. En portant le doigt en arrière de l'orifice du col, on trouve la lèvre postérieure, et si l'on déprime le cul-de-sac postérieur, on sent une petite étendue de la face postérieure du corps. Latéralement on sent les bords du col et une petite étendue des bords du corps situés sur le prolongement rectiligne des premiers; cette exploration est surtout utile pour le diagnostic des flexions. Les culs-de-sac latéraux ont la même profondeur et la même largeur.

Dans l'*Anteversion*, le col, porté en arrière et en haut, est plus éloigné de la partie antérieure de l'orifice vaginal qu'à l'état normal, il en est distant de 58 millimètres au lieu de 54. En arrière du col, on ne peut arriver jusqu'à la face antérieure du corps. En avant, au contraire, en déprimant le cul-de-sac antérieur, on sent la face postérieure du corps dans une étendue plus grande que normalement, quelquefois même tout entière.

Dans la *Rétroversion*, l'orifice du col est rapproché de la vulve au lieu d'en être éloigné comme dans l'Antéversion. Le doigt indicateur, suivant l'axe du vagin, au lieu de rencontrer d'abord la lèvre antérieure du col, arrive directement sur l'orifice qui regarde en avant. Dans le cul-de-sac antérieur on ne sent pas la moindre partie du corps de l'utérus. Dans le cul-de-sac postérieur on peut, en partant du col, longer toute la face postérieure de l'utérus que l'on suit jusque dans la concavité du sacrum si la rétroversion est très-prononcée, vers l'angle sacro-vertébral si elle est moins prononcée. On sent que le corps fait suite au col sans sillon, sans angle intermédiaire.

Dans *la Latéroversion*, la fente que figure l'orifice du col n'est plus horizontale, un des angles est plus élevé, l'autre abaissé. Le cul-de-sac latéral du côté de la déviation est également abaissé, l'autre, au contraire, est plus élevé et plus large.

Dans *l'Antéflexion*, deux cas peuvent se présenter. Ou bien le col est normalement dirigé, on sent toute la face antérieure du corps couchée en avant comme dans l'antéversion, mais séparée du col par un angle peu aigu. — Ou bien, le col est dirigé en avant comme dans la rétroversion, de sorte qu'on arrive directement sur l'orifice, et parfois même sur la face postérieure du col. Mais tandis que dans le cul-de-sac postérieur on ne sent pas le corps de l'organe, le doigt ramené en avant pénètre dans un angle très-aigu et profond au-dessus duquel on trouve le fond de l'utérus formant une espèce de tumeur globuleuse. — Dans les deux cas, en suivant avec le doigt les bords latéraux du col, on perçoit très-nettement qu'ils se continuent avec ceux du corps en formant un angle plus ou moins prononcé.

Dans *la Rétroflexion* on trouve le col situé plus ou moins bas, et dirigé tantôt normalement, tantôt en arrière, quelquefois en avant. Dans le cul-de-sac antérieur on ne sent pas la face antérieure de l'utérus ; mais dans le cul-de-sac postérieur on trouve le corps globuleux de l'organe, qui descend quelquefois aussi bas que le col, et entre les deux existe un sillon ou rainure transversale profonde. L'exploration des bords latéraux, ainsi que nous l'avons indiqué pour l'antéflexion, montre nettement que le corps se continue à angle avec le col. Un signe indiqué par Aran est la sensation d'un mouvement de sonnette que l'on obtient en entraînant avec le doigt, alternativement en avant et en arrière, le col de l'utérus ; on a la sensation d'un corps placé à l'extrémité d'un levier coudé qui suit les mouvements imprimés au col utérin.

Supposons qu'on ait constaté l'existence d'une déviation utérine. Le diagnostic est loin d'être suffisant.

Il faut rechercher tout d'abord si cette déviation est temporaire ou permanente. Pour cela, il faut toucher la femme debout et couchée sur le dos, parfois même couchée sur le ventre (Lala, Aran) ; il faut s'assurer de l'état de vacuité de la vessie et du rectum ; il faut s'assurer également qu'il n'y a pas de grossesse commençante.

Une fois qu'on s'est assuré qu'on a affaire à une déviation véritable, c'est-à-dire permanente, il faut rechercher si cette déviation est congénitale ou acquise.

Est-il possible de diagnostiquer l'origine congénitale d'une déviation? Le problème semble bien difficile. Comment savoir si une femme qui présente une déviation utérine en est affectée depuis sa naissance? Quelques auteurs ont répondu bien simplement : quand on rencontre, disent-ils, une déviation qui ne fait pas souffrir, qui ne produit aucun symptôme, elle est congénitale. A cela nous répondrons qu'une déviation qui se produit spontanément à la puberté, par suite d'une irrégularité dans le développement de l'utérus, ne donne pas non plus naissance à des symptômes douloureux. Il est vrai que pour nous ces déviations doivent être considérées comme congénitales. Mais nous opposerons un autre argument : une femme ayant une déviation congénitale dont elle ne se doute point peut présenter accidentellement, du côté des organes pelviens, une autre affection capable de déterminer des accidents douloureux. Comment reconnaître dans ce cas, à moins d'avoir examiné la femme antérieurement, si la déviation préexistait à l'affection intercurrente, ou si elle en est la conséquence directe? Enfin nous dirons qu'une déviation acquise ne fait pas plus souffrir que si elle était congénitale, après la guérison complète de l'affection qui l'avait occasionnée.

Ainsi donc, en présence d'une déviation utérine, lorsque la femme assurera qu'elle ne souffre pas actuellement du côté des organes génito-pelviens, et qu'elle n'y a jamais souffert, et que d'un autre côté par l'exploration physique nous ne trouverons ni adhérences, ni tumeurs, ni rien qui dénote un état pathologique actuel dont la femme n'a pas conscience, ou antérieur dont elle a perdu le souvenir, alors seulement nous pourrons affirmer que la déviation est congénitale.

Mais ce cas se présente bien rarement. On ne pratique pas même dans un but scientifique le toucher vaginal chez des femmes qui ne souffrent pas dans le bas-ventre. Il a fallu les conditions spéciales où se trouvaient placés MM. Bernutz et Goupil (hôpital de Lourcine) pour qu'ils aient pu examiner au point de vue des déviations utérines un grand nombre de femmes qui n'avaient aucune maladie des organes génitaux internes.

Le plus ordinairement donc, la femme chez laquelle on constate une déviation présente en même temps une autre maladie aiguë ou chronique des organes du petit bassin, une pelvipéritonite par exemple. Or, à moins d'un examen antérieur, il est impossible de dire si la déviation est la conséquence de la pelvipéritonite. En parcourant le livre de MM. Bernutz et Goupil, on trouve un grand nombre d'observations qui démontrent la justesse de cette assertion. On y voit des exemples de pelvipéritonite ayant manifestement donné naissance à des déviations chez des femmes dont la direction normale de l'utérus avait été constatée avant le début de la pelvipéritonite ou tout à fait au début alors qu'il n'y avait pas encore trace d'épanchement; mais par contre on y trouve des cas de pelvipéritonite survenue chez des femmes ayant une déviation congénitale précédemment constatée, et qui a persisté pendant le cours et après la guérison de la pelvipéritonite.

Ainsi donc, dans la majorité des cas qui se présentent dans la pratique, on ne pourra pas décider si une déviation est congénitale ou acquise.

On conçoit cependant que la solution de ce problème soit importante pour ceux qui, tout en accordant peu de valeur aux déviations congénitales, en accordent cependant une grande aux déviations acquises.

Mais pour nous une pareille incertitude n'est pas un

grave inconvénient. Et l'on va voir, en effet, les conséquences pratiques qui découlent des différentes façons de comprendre les déviations de l'utérus.

Voici comment se présente d'habitude le fait clinique : une femme souffre, elle consulte un médecin qui, guidé par la nature des symptômes, la touche et trouve une déviation utérine. Quelle conduite va tenir ce médecin ? Elle sera différente suivant les cas. Est-il convaincu que les déviations utérines constituent une affection spéciale, ayant des symptômes propres, précisément ceux dont se plaint la malade qui le consulte ? Du moment qu'il trouve la déviation il ne va pas plus loin, son diagnostic est fait ; il ne lui reste plus qu'à redreser cet utérus avec la sonde et à appliquer un pessaire pour le maintenir en position.

Nous savons bien que des médecins, d'un talent et d'une expérience incontestés, nous répondront qu'on ne doit pas s'arrêter à la constatation pure et simple d'une déviation, qu'il faut chercher s'il n'y a pas de complication, et traiter cette complication avant de redresser l'utérus. Mais nous leur dirons ceci : tout le monde ne possède pas au même degré que vous l'habileté d'exploration et la sûreté du diagnostic. C'est précisément pour cela qu'il est très-important d'être fixé sur la valeur réelle de la déviation, car celle-ci est un fait fréquent, et facilement appréciable par les moins habiles. Si donc cette déviation est suffisante par elle-même pour expliquer les phénomènes douloureux, on les lui attribue forcément lorsqu'on n'a pas pu ou qu'on n'a pas su constater d'autre affection à laquelle ils puissent être rapportés, et on institue dès lors un traitement chirurgical en conséquence. Mais cette autre affection existe souvent quoi qu'on n'ait pas su la reconnaître; on n'ignore pas, en effet, que le diagnostic des maladies utérines et péri-utérines est difficile et exige une expérience et une habitude du toucher peu communes.

Nous, au contraire, qui sommes persuadé que les déviations utérines ne donnent pas lieu par elles-mêmes à des tronbles fonctionnels, et que lorsque ces troubles existent ils sont dûs à une autre affection concomitante, locale ou générale, qui peut avoir causé également, mais non pas constamment, la déviation, en présence d'un cas pareil nous procéderons autrement. La déviation étant constatée, nour irons à la recherche d'une autre affection capable d'expliquer les symptômes observés. Cette affection sera le plus souvent une pelvipéritonite soit actuelle, soit ancienne (adhérences), quelquefois un catarrhe utérin, une congestion utérine, une tumeur utérine ou de l'ovaire, une hématocèle pelvienne, un phlegmon des ligaments larges, etc. Mais supposons que, malgré toutes nos recherches, nous ne trouvions aucune de ces lésions matérielles. Nous rechercherons alors s'il n'existe pas un état purement névralgique de l'utérus ou de ses annexes. Malgaigne, Paul Dubois, ont cité des exemples de ces névralgies chez des femmes ayant ou n'ayant pas de déviation, et ils ont prouvé que le redresseur de Valleix avait été plus d'une fois appliqué pour de simples névralgies du col. Nous avons observé nous-même dernièrement, dans le service de M. Bernutz, trois femmes qui présentaient cet état névralgique du col; chez deux d'entre elles, l'utérus avait sa direction normale, et on ne trouvait pas trace d'autre affection pelvienne, pas plus que des symptômes d'hystérie. La troisième était nettement hystérique, et de plus, elle avait une antéversion, mais sans qu'il fut possible de la rattacher à aucune affection pelvienne concomitante. Elle se plaignait de douleurs très-vives dans le bas-ventre, et le toucher vaginal était très-douloureux surtout quand on pressait sur le col; mais ces douleurs devaient être intermittentes, puisqu'elles avaient permis les rapports sexuels. Quelquesjours avant son entrée à l'hôpital, cette femme avait vu un médecin qui trouvant l'utérus en antéversion un peu volumineux et douloureux, avait cru à un état inflammatoire et avait appliqué des sangsues qui avaient eu pour unique résultat un avortement.

Enfin, si nous ne trouvons aucune maladie locale, inflammatoire ou névralgique, à laquelle puissent être rapportés les symptômes observés, si la déviation n'est pas compliquée d'un prolapsus plus ou moins prononcé, alors nous chercherons dans un état général l'explication des phénomènes. Il est démontré, en effet, depuis les travaux de M. Marotte, que la chlorose et l'hystérie donnent parfois naissance à des douleurs ressenties dans l'appareil utérin et même à des troubles de la sécrétion utérine, douleurs et troubles qui disparaissent par l'amélioration de l'état général et dont on ne peut accuser la déviation puisqu'elle préexistait et qu'elle survit aux accidents nerveux. Déjà Paul Dubois avait dit : « des sensations pénibles variées, ayant le siége et le caractère propre aux affections utérines, s'accompagnant, comme ces dernières, de troubles fonctionnels divers et plus ou moins marqués, sont parfois accusées par des femmes chez lesquelles cependant aucune lésion réelle de l'utérus ne peut être constatée. La réalité de ces illusions pathologiques, que Velpeau et Gibert ont mentionnées, ne saurait être révoquee en doute, et sans être communes assurément on peut dire qu'elles ne sont pas rares. Il est bien remarquable que les organes génitaux aient le singulier privilége d'être souvent le but des perversions intellectuelles. Personne n'ignore, en effet, combien les sensations, les souffrances, les réactions sympathiques de la grossesse, et jusqu'à des phénomènes qui semblent de nature à échapper à l'empire de l'imagination, se sont cependant produits sous cette influence (Paul Dnbois). »

Ainsi, pour nous, trouver une déviation utérine, c'est absolument ne rien trouver qu'un motif de plus pour examiner plus attentivement la malade, loin de nous en tenir à ce premier résultat.

Nous n'avons pas à décrire ici les symptômes et les signes particuliers à chacune des affections utérines ou périutérines qui peuvent accompagner les déviations; il nous faudrait passer en revue la presque totalité des maladies de ces organes. Nous voulons seulement signaler un point du diagnostic quelquefois difficile : reconnaître une pelvipéritonite chronique compliquant une déviation. Il ne faut jamais oublier de rechercher les commémoratifs, consistant presque toujours dans un début brusque des souffrances par une affection aiguë et le plus ordinairement fébrile. Mais lorsque les commémoratifs sont douteux, il est encore possible d'arriver au diagnostic par les signes physiques. Il est évident que s'il existe encore une tuméfaction périutérine, le diagnostic ne saurait être douteux. Mais on voit souvent persister, après la résolution plus ou moins parfaite des tumeurs périutérines, des douleurs et un sentiment de pesanteur dans le bas-ventre, des tiraillements dans les reins survenant après la fatigue ou la marche et disparaissant par le repos, des troubles fonctionnels du côté de la vessie ou du rectum, autant de symptômes qu'on a si souvent attribués aux déviations utérines, et qu'on leur attribuerait encore si l'on n'était prévenu. Dans ces cas il existe des adhérences entre l'utérus et ses annexes ou les organes voisins. On reconnaît ces adhérences à la résistance des culs-de-sac vaginaux, et le plus souvent à une vive douleur que l'on provoque en cherchant à imprimer quelques mouvements à l'utérus surtout dans un sens opposé à celui de la déviation. Mais il ne faut pas trop insister sur le tiraillement de ces adhérences, car on pourrait provoquer des récidives de pelvipéritonite (Bernutz et Goupil).

Pour terminer ce qui est relatif au diagnostic des déviations utérines, il nous reste encore à traiter un point très-important : le diagnostic differentiel. C'est même là, à notre avis, la partie la plus importante de notre sujet, car c'en est le côté véritablement pratique. Il arrive, en effet, plus d'une fois qu'on croit avoir affaire à une déviation utérine qui n'existe pas ; il arrive aussi par contre qu'on prenne une déviation véritable pour une autre affection ; et l'on conçoit combien la thérapeutique sera défectueuse dans les deux cas. En 1773, Levret pratiqua l'opération de la taille à une malheureuse qui n'avait pour toute maladie qu'une antéversion de l'utérus. Le corps de l'utérus, couché sur la paroi supérieure du vagin, avait été pris pour un calcul. La malade mourut. Sans doute il serait difficile aujourd'hui, avec nos moyens d'exploration (explorateurs vésicaux et lithotriteurs), de commettre une pareille erreur; mais enfin cet exemple justifie bien toute l'importance pratique que nous assignons à cette partie du diagnostic.

Et cependant nous serons obligé de passer rapidement, car encore ici il nous faudrait parcourir une grande partie de la pathologie utérine. Mais nous pensons qu'il suffira de signaler les principales erreurs pour qu'elles soient évitées.

Une tumeur quelconque, développée au-devant de l'utérus dans le cul-de-sac antérieur du vagin, peut en imposer pour une antéflexion. Ainsi un cancer de la vessie, faisant saillie à la partie supérieure du vagin, a pu occasionner cette erreur. Nous avons signalé le cas de Levret : antéversion prise pour un calcul vésical.

Mais c'est surtout quand on rencontre une tumeur dans le cul-de-sac de Douglas, qu'on est exposé à commettre des erreurs de diagnostic. Par quoi est constituée cette tumeur ? Est-ce une rétroversion ou une rétroflexion ? Est-ce simplement une hypertrophie de la paroi postérieure ? Est-ce un corps fibreux interstitiel, sessile ou pediculé ? Est-ce un kyste ovarique au début ? Est-ce un amas de pus, de sang, ou de fèces ?

La solution de ce problème est quelquefois très-difficile ; mais on peut affirmer qu'on y arrivera presque toujours en faisant l'étude méticuleuse des symptômes fonctionnels et des signes physiques perçus par le toucher vagino-hypogastrique.

On n'oubliera jamais de rechercher les antécédents des malades, la filiation des accidents qu'elles ont éprouvés et qu'elles éprouvent actuellement. On etudiera le caractère des douleurs, les recrudescences qu'elles peuvent offrir, et on examinera si ces recrudescences douloureuses coïncident avec des changements dans les caractères physiques de la tumeur. Cette tumeur sera soigneusement étudiée au point de vue de sa forme (régulière ou bosselée), de sa consistance (fluctuante, élastique, ou dure ligneuse), de son étendue (occupe-t-elle un ou plusieurs culs-de-sac? fait-elle presque complètement le tour du col?), de son union plus ou moins intime avec l'utérus (fait-elle corps avec lui ou bien lui est-elle simplement juxtaposée et en est-elle séparée par un sillon plus ou moins profond?). On explorera les bords de l'utérus. et on cherchera à reconnaître si les bords du corps et ceux du col se continuent en ligne droite ou anguleuse. On constatera si le col a conservé sa direction normale, ou bien s'il est dévié, et dans quel sens. On cherchera enfin à mobiliser l'utérus en imprimant des mouvements au col, et l'on notera la façon dont ces mouvements influencent la tumeur.

Si, malgré tout, le diagnostic reste incertain, on emploiera *l'hystéromètre*. Cet instrument fait connaître le sens de la déviation par la direction que suit son bec pour pénétrer jusqu'au fond de l'organe; il fait également connaître l'augmentation de volume de l'utérus par l'augmentation de longueur de la cavité.

Mais l'hysteromètre, même employé comme simple agent de diagnostic, est un instrument dangereux et qui demande à être manié avec une grande réserve. Il a occasionné des métrites et quelquefois des péritonites mortelles (Goupil), et il a souvent provoqué l'avortement. Aussi devra-t-on s'en abstenir à moins d'une nécessité absolue, cas qui doit se présenter très-exceptionnellement puisque quelques auteurs (Scanzoni, Pajot) ont pu dire : jamais.

XIV.

FAUT-IL INSTITUER UN TRAITEMENT CONTRE LES DÉVIATIONS UTÉRINES? — CRITIQUE DES METHODES EMPLOYÉES.

Les déviations utérines ne déterminant pas par elles-mêmes de troubles morbides, il est rationnel de conclure qu'on ne doit pas les traiter.

Mais qu'importe, a-t-on dit, que les déviations utérines constituent, oui ou non, des états pathologiques? Ce sont dans tous les cas des anomalies. Or, la question de leur importance pathologique n'étant pas encore définitivement jugée, est-il permis, dans le doute, de rester inactif, et ne vaut-il pas mieux redresser l'utérus dévié? En agissant ainsi, on fera une chose peut-être inutile, mais peut-être aussi et probablement excellente?

Il nous faut donc examiner les résultats de cette thérapeutique.

Le but à atteindre était bien simple : réduire l'utérus dévié, et le maintenir réduit.

Pour opérer la réduction de la déviation, on place la malade dans la position la plus favorable : sur le dos dans les déviations en avant, sur les genonx et les coudes dans les déviations en arrière. Puis on procède à la réduction, soit par le vagin, soit par le rectum, avec les doigts seuls ou avec l'aide de quelque levier. Nous ne décrirons pas des manœuvres faciles à comprendre : il s'agit d'exercer des pressions sur le col et sur le corps de l'utérus, combinées de façon à ramener l'organe dans sa direction normale.

Si ces manœuvres ne réussissent pas, on emploie l'hystéromètre. On l'introduit dans l'utérus, et on remet cet organe dans la position voulue en imprimant au manche de l'instrument un mouvement de bascule. Nous n'en dirons pas plus long sur le maniement de l'hystéromètre dans un but de redressement, parce que nous proscrivons absolument ce procédé. « La sonde utérine, dit Marion Sims, est d'une grande valeur comme moyen de diagnostic, quoique la pratique du toucher ait rarement besoin de son secours; mais, employée comme *redresseur*, elle peut faire beaucoup de mal, et l'on ne devrait jamais l'appliquer à cet usage ; j'ajoute même qu'en l'employant comme sonde et simplement pour déterminer la direction, la courbure et la profondeur exacte de la cavité utérine, elle n'est pas exempte de dangers. » De telles paroles, venant d'un homme dont l'audace chirurgicale est bien connue, n'ont pas besoin de commentaires.

Pour maintenir l'utérus redressé, on emploie divers

appareils contentifs plus ou moins ingénieux. Le plus simple de tous est une éponge fine, munie d'un fil pour la retirer, que l'on place dans le cul-de-sac antérieur ou postérieur suivant le genre de déviation auquel on veut remédier. Elle a l'inconvénient de gonfler outre mesure par l'absorption des humeurs et de répandre une odeur dégoûtante. On la remplace avantageusement par un petit tampon de coton, imbibé de glycérine, désinfectant qui empêche le coton de contracter une mauvaise odeur (M. Sims). — Puis, viennent les pessaires extra-utérins de toute sorte : pessaires sphériques, en gimblette, en bondon, en sablier, en pelle, en bilboquet; pessaires à air de Gariel, de Favrot, qu'on introduit dans le vagin ou le rectum; pessaires annulaires, en triangle, en fer-à-cheval, en parallélogramme, de Simpson, de Priestley, de Zwang, de Meigs, de Hodge, de Sims. — Puis les pessaires intra-utérins de Velpeau, de Kiwisch, de Simpson, de Valleix, que nous ne mentionnons que pour recommander de ne jamais y toucher. Nous n'en exceptons pas le tuteur galvanique de Courty. — Enfin, les ceintures hypogastriques. — Nous ne citons que pour mémoire les opérations pratiquées dans le but d'obtenir une cure radicale. Amussat a fait la cautérisation de la partie postérieure du col, de façon à produire des brides et des adhérences capables de redresser d'une manière permanente l'utérus dévié. Sims a fait la suture d'un pli transversal du vagin dans un cas d'antéversion.

Les promoteurs de tous ces appareils ont-ils atteint leur but? Ces instruments sont-ils véritablement capables d'amener la guérison en redressant l'utérus d'une manière permanente? On peut hardiment répondre par la négative. « Jamais, dit Paul Dubois, l'utérus infléchi n'est redressé, jamais l'utérus déplacé n'est remis dans la situation que l'on considère comme normale. Et en effet, lorsque l'instrument est retiré, l'utérus abandonné à lui-même et exposé à l'action des causes persévérantes qui l'avaient déplacé et qui ne rencontrent plus la résistance artificielle du redresseur, l'utérus, dis-je, reprendra par une inclinaison graduelle ou rapide la situation vicieuse qu'il avait auparavant. » Les faits sont là pour prouver la véracité de cette assertion. Sur 20 malades, chez lesquelles P. Dubois appliqua et laissa le redresseur pendant six semaines à deux mois, une fois le redresseur retiré, le déplacement se reproduisit. (P. Dubois constata également la reproduction du déplacement chez un certain nombre de malades traitées par Simpson et par Valleix, et considérées par eux comme guéries. MM. Depaul, Aran, Becquerel, etc., ont cité un grand nombre d'exemples analogues.

Ainsi donc la réduction est momentanée et ne persiste que tout autant que le pessaire est gardé.

Ces appareils sont donc inutiles. Mais ils ont un inconvénient bien plus grave : ils sont dangereux.

Voici la liste des principaux accidents produits par les redresseurs intra-utérins : des douleurs plus ou moins vives dans le bas-ventre ; des troubles nerveux variés ; des métrorrhagies plus ou moins abondantes, plus ou moins fréquentes ; l'implantation de la sonde dans le coude que forme l'utérus fléchi, et quelquefois la perforation complète de l'utérus ; la métrite parenchymateuse (Alph. Guérin) ; la pelvipéritonite ; les phlegmons des ligaments larges; enfin trop souvent la mort.

Ces accidents, graves ou funestes, ne sont que trop connus, quoiqu'ils ne le soient pas tous. Aujourd'hui, les pessaires intra-utérins ne sont plus guère employés; anssi n'insisterons-nous pas davantage. Ceux qui conserveraient quelques doutes sur les dangers extrêmes de cette méthode n'auront qu'à lire les malheureux exemples cités par Cruveilhier, Broca, Depaul, Churchill, Ashewll, Gream, Robert Lee, Oldham, Mongommery, Duncan, Huguier, Cazeaux, Gaube, Nonat, Nélaton, Aran, etc.

Les pessaires ordinaires offrent moins de dangers, mais ils ne sont pas non plus sans inconvénients sérieux.

Outre la répulsion et parfois le profond dégoût que la plupart des femmes éprouvent pour les pessaires, les soins fréquents de nettoyage qu'ils exigent, les ennuis et les difficultés de leur application par les malades elles-mêmes, les compressions douloureuses qui en résultent, les sécrétions abondantes et souvent fétides que leur irritation occasionne; outre tout cela, ils présentent encore quelquefois de véritables dangers. C'est ainsi que l'application de simples pessaires a pu, dans quelques cas, produire : des inflammations et des ulcérations plus ou moins profondes du vagin et du col de l'utérus (Velpeau, Sims); la gangrène du col (Depaul); la section du canal de l'urètre et sa séparation du col de la vessie (Sims), des fistules vésico ou recto-vaginales (Velpeau, Sims), des recrudescences de pelvipéritonite ancienne qui ont été quelquefois suivies de mort (Bernutz et Goupil); le prolapsus utérin par suite de la distension énorme du vagin (Piorry, Goupil, Courty).

En montrant toutes les imperfections, tous les inconvénients, et quelquefois même les dangers des pessaires, ce n'est pas que nous voulions les proscrire d'une façon absolue. « Les pessaires, dit Sims, sont des maux nécessaires, dont nous nous passerions s'il était possible.» Nous voulons simplement dire que, pour employer ce moyen, il faut qu'il soit absolument indispensable. Or, pour nous, il n'y a que deux indications des pessaires : les prolapsus et les chutes de la matrice d'une part, et, d'autre part, les congestions utérines avec catarrhe utérin, entretenus par un état de mobilité anormale excessive de l'organe (Goupil). Encore, dans ce dernier cas, donnerions-nous la préférence à la ceinture hypogastrique qui est le plus ordinairement suffisante.

Il y a cependant des cas incontestables où l'application d'un pessaire, d'un redresseur intra-utérin, ou même simplement de la ceinture hypogastrique, a soulagé immédiatement des femmes affectées de déviations utérines accompagnées de douleurs. C'est même là un des principaux arguments qu'on a fait valoir pour démontrer l'influence pathologique des déviations.

Mais, ainsi que l'ont démontré P. Dubois, Depaul, Goupil, ce n'est pas en redressant l'utérus que ces appareils ont agi dans les cas, rares d'ailleurs, où ils ont paru produire des résultats avantageux. Rien ne prouve mieux, dit Aran, que ce n'est pas uniquement au redressement de l'organe qu'est due l'amélioration obtenue dans quelques cas, que la fréquence même de ces améliorations chez des malades dont l'utérus n'a été nullement redressé. C'est que les redresseurs ont une action plus complexe que ne le supposaient ceux qui en ont les premiers recommandé l'emploi. Ils soulèvent l'utérus et le soutiennent, et agissent par conséquent contre *l'abaissement* qui complique si souvent les déviations (P. Dubois, Lala, Goupil). Ils l'immobilisent et agissent par conséquent contre les douleurs d'une phlegmasie utérine, en soustrayant l'utérus malade à des pressions et à une mobilité douloureuse. Ils émoussent la sensibilité de l'utérus (Aran), et, par conséquent, ont pu guérir une névralgie du col qu'on rapportait à une déviation. Ils peuvent déterminer ou mieux raviver une inflammation chronique dont la durée se serait prolongée, et donnent ainsi une activité salutaire aux opérations organiques intimes et profondes qui conduisent à la résolution ; Ils peuvent donc agir *par substitution* d'une inflammation active à une inflammation lente (P. Dubois). Enfin, ils déterminent des métrorrhagies, c'est-à-dire des saignées locales, et c'est ce mode de médication qui aurait amené des améliorations dans des cas où il s'agissait d'un état inflammatoire utérin ou péri-utérin (Goupil). La ceinture hypogastrique agirait, d'après Velpeau, en soulevant et retenant le paquet intestinal dont le poids arrêté de la sorte au-dessus du bassin, cesse de fatiguer, de presser, d'abaisser le fond de la matrice. Mais les expériences de M. Barnier ont établi nettement que la ceinture hypogastrique, au lieu de diminuer le poids supporté par l'utérus, abaisse cet organe et diminue sa mobilité. C'est par cette dernière action qu'elle calmerait les douleurs.

Que ferons-nous donc en présence d'une déviation utérine ?

Nous ne ferons absolument rien contre une déviation congénitale. Elle ne fait pas souffrir. Et, comme le fait remarquer Ricord, ce serait courir le risque de déterminer des accidents que de chercher à donner à l'utérus une autre place, une autre direction, que celle qu'il occupe sans gêne.

Quant aux déviations acquises, loin de nous occuper de la déviation elle-même, nous dirigerons tous nos efforts thérapeutiques contre la soi-disant complication qui n'est autre que la maladie principale, sachant bien que très-souvent, sinon toujours, la déviation disparaîtra par cela seul que nous aurons triomphé de la cause qui l'avait engendrée.

C'est l'opinion qu'a soutenue M. Depaul, et nous ne saurions mieux terminer ce travail qu'en citant ses propres paroles : « On rencontre souvent, dans la pratique, des femmes qui ont simultanément une déviation utérine et une autre altération de l'organe (phlegmasie partielle ou générale, catarrhes, granulations, ulcérations diverses, névralgies, etc.). Ces femmes éprouvent une série de phénomènes, et le praticien qui a constaté l'état des choses se demande si les accidents doivent être rapportés au déplacement ou à l'autre maladie. Pour quelqu'un qui n'aurait pas une opinion déjà faite par sa propre expérience, il y a un moyen bien simple de vider la question. Il consiste à négliger au moins provisoirement la déviation, et à ne diriger une thérapeutique active que contre la lésion inflammatoire ou névralgique : c'est ce qu'a fait M. Gosselin dans un grand nombre de cas. C'est ce que j'ai fait moi-même sur plus de 60 femmes dont j'ai tenu note exacte, et c'est à peine si je puis compter 3 cas (1) où des accidents de quelque importance aient persisté lorsque, après un traitement qui avait rarement dépassé 2 ou 3 mois, j'avais fait disparaître les lésions qui me paraissaient fondamentales. »

(1) Nous avons expliqué ces exceptions apparentes.

INDEX BIBLIOGRAPHIQUE

HIPPOCRATE. Traduction de Littré. Livre II. Des maladies des femmes, et De la nature de la femme. — AETIUS. Tétrabiblos. Sermo IV, cap. 77. — MOSCHION, Spachius, Gynœcia, p. 24. — RODERIC DE CASTRO. De universâ muliebrium morborum medicinâ, p. 274.

AMBROISE PARÉ. Œuvres complètes. 1re édition. Paris, 1575. — GUILLEMEAU. De la grossesse et accouchement des femmes. Paris, 1621. —SABATIER. Sur les déplacements de la Matrice et du vagin, in mém. de l'acad. royale de chirurgie, 1757, t. III. — LEVRET. Nouvelles remarques sur les déplacements de la matrice, in j. de méd. et de chir. de Roux, 1773, t. XL. — SAXTORPH. De ischuriâ ex utero retroflexo, 1775. — WILLIAM HUNTER. Medical observations and inquiries, 1777. — IGNATIUS WITCZEK. Dissertatio de utero retroflexo. Prague, 1777. — DESGRANGES. Sur la rétroversion de la matrice, mémoire couronné en 1785 par l'académie de chirurgie. —FRÉDÉRICK JAHN. De utero retroverso. Iéna, 1787. — BAUDELOCQUE. Art des accouchements, 2e édition, 1789.

DENMAN. Pratique des accouchements. Gand, 1802. — BERNARD VAHLE. Thèse inaugurale, Berlin, 1817. — JOURDAN. Hystéroptose in dict. en 60 vol., 1818. — BELLANGÉ. Mémoire sur la rétroversion de l'utérus, in rev. méd., 1824, t. I, p. 229.— VILLOTE. Obliquité de la matrice. Thèse Paris, 1826, n° 78. — BAZIN. De la rétroversion. Paris, 1827. — AMELINE. Essai sur l'antéversion de l'utérus. Thèse, Paris 1827, n° 55. — QUÉTIER. Quelques considérations sur la rétroversion de l'utérus. Thèse, Paris 1828, n° 229. — Mme BOIVIN. Recherches sur une des causes les plus fréquentes de l'avortement. Paris 1828. — BOIVIN ET DUGÈS. Traité pratique des maladies de l'utérus et de ses annexes. Paris 1833.—HUGUIER. De quelques déplacements de la matrice et des pessairs les plus convenables pour y remédier. Mémoires de l'Académie de médecine. Paris 1833, t. II. p. 319 à 367. — HERVEZ DE CHÉGOIN. Mémoires de l'Académie royale de médecine, 1833, t. II. — DESANNEAU. De l'obliquité antérieure de la matrice. Paris, 1835. — MARTIN LE JEUNE. Mémoires de médecine et de chirurgie pratiques. Paris, 1835. —MALGAIGNE. Anat. chirurgicale.

Paris. 1838. — LALOY. Histoire des déplacements de l'utérus. Thèse. Paris, 1838. — TIEDEMANN. Von den Duverneyschen Drüsen der Veibes, und der Schiefen Gestaltung und hage der Gebarmütter, 1840.

VELPEAU. Leçons cliniques de la Charité. Paris, 1841. — LISFRANC. Clinique chirurgicale de la Pitié. Paris, 1843. — SIMPSON. Monthly journal of medical science, Édimbourg, 1844. — E. LACROIX. De l'antéversion et de la rétroversion de l'utérus. Thèse ag., 1844.— LE LOUTRE. Essai sur les déplacements de la matrice. Thèse Montpellier, 1844. — E. LACROIX. Annales de la chirurgie française et étrangère. Paris, 1845. — VELPEAU. Leçons sur les maladies des femmes, in gaz. des hôpitaux, 1845. — DÉSORMEAUX et P. DUBOIS. Art. Déplacements de la matrice du dict. en 30 vol. Paris, 1846. — AUBERT. — Des déplacements de l'utérus. Thèse. Paris, 1846. — HUGUIER. Memoire lu à la Société de chirurgie, 1847.— SIMPSON. Dublin quarterly journal for, 1848.— OLDHAM. Guy,s hospital reports for 1849, p. 195-372. — GREAM. Lancet 1849, London, vol. I, p. 205. — HERVEZ DE CHÉGOIN. Bulletin de l'Académie de médecine, 1849. Rapport sur le mémoire de M. Baud. Déviations et engorgements de l'utérus, moyens nouveaux pour les guérir. Discussion du rapport. Opinions de MM. Hervez de Chégoin, Gibert, Velpeau, Malgaigne, Moreau, Jobert, Robert, Rochoux, Huguier, Roux, Amussat. Récamier, Fourcault, Paul Dubois. — SOMMER. Beit. z. Lehre der infractionen u. flexionen der gebärmutter, in Deutsch Klin, 1850.

ROBERT-LEE, Lancet for 1851, vol. I, p. 290. — KIWISCH, des maladies utérines, 3e édit., Prague 1851. — DUFRAIGNE, de la rétroflexion, thèse Paris 1851. — FAVROT, Revue médico-chirurgicale, Paris 1851. — ROBERT-LEE, Lancet for 1852, vol. I, p. 160. — VALLEIX, leçons cliniques sur les déviations utérines, recueillies et publiées par T. Gallard, Paris 1852. — PIACHAUD, des déviations de l'utérus, thèse Paris 1852. — GRIMAUD, de l'antéversion de la matrice, thèse Paris 1852. — VANIER, des déplacements de l'utérus, thèse Paris 1852. — ROBERT, de la rétroversion de l'utérus, thèse Paris 1852. — BOULLARD, Quelques mots sur l'utérus, thèse Paris 1853. — Cusco, thèse d'agrégation 1853, de l'antéflexion et de la rétroflexion de l'utérus. — MICHON, Moniteur des hôpitaux 1853. — ESTÈBE, de quelques déviations utérines, thèse Paris 1853. — PRIOU (de Nantes), sur la rétroversion de l'utérus, bull. de l'académie de médecine 1853. — VERNEUIL, rapport lu à la société de chirurgie sur la thèse de M. Boulard 1854. — SAUSSIER, études sur les déviations de la matrice, Gazette des hôpitaux 1854. — DEPAUL, direction normale de l'utérus à l'état de vacuité, bull. de la Société de chirurgie 1854. — BOULLARD, rétroversion de l'utérus, bull. de la Société anat. 1854, p. 75. — BARNIER, antéflexion de l'utérus, bull. de la société anatomique 1854, p. 373. — BOULLARD, antéversion à la naissance avec kystes ovariques, bull. de la société anatomique p. 15, 1854, discussion p. 48. — VALLEIX, mémoire lu à l'Académie de médecine sur le trait des déviations utérines, gaz. des hôpit. 1854, p. 186. — CRUVEILHIER, bull. de l'Académie de médecine 7 février 1854, p. 357. — DUNCAN. Edimburgh médical and surgical journal for april 1854. — GOSSELIN, société de chirurgie 22 mars 1854. — DEPAUL, bull. de l'Académie de médecine 1854, rapport sur le traitement des déviations utérines, discussion du rapport, opinions de MM. Depaul, Piorry, Malgaigne, Huguier, Hervez de Chégoin, Paul Dubois, Cazeaux, Gibert, Velpeau, Amussat, Ricord, Robert. — CHASSAIGNAC, gazette des hôpitaux 1854, p. 174. — GAILLARD (de Poitiers), bull. de l'Académie de médecine 30 avril 1854. — BROCA, note sur un cas de mort par le cathétérisme utérin, bull. de l'Académie de médecine 1854. — DEBOUT, rapport à la société de chirurgie, gazette des hôpitaux 1854. — RACIBORSKI, quelques considérations sur le cathétérisme utérin, gaz. des hôpitaux 1854, p. 66. — HESCHL, de la déviation de l'utérus chez les filles vierges, gaz. des hôpitaux 1854, p. 499. — BARNIER, thèse Paris, 1855. — ARAN, gazette des hôpitaux 1856, leçons clin. p. 494. — GARIEL, Arch. générale de médecine, 1856, t. II. p. 40. — GARASSE, de l'antéversion de la matrice, thèse Paris 1856. — GUYOT, rétroflexion du col de l'utérus, bull. de la Société anat. 1856. — GUYOT, antéflexion et version de l'utérus, bull. de la société anat. 1856. — LALA. thèse Paris 1857, Essai sur les déplacements de l'utérus. — NONAT. 2 observations d'antéversion du corps de l'utérus, gaz. des hôpitaux 1857, p. 467 et 517. — BERNARD. Note sur une nouvelle ceinture hypogastrique et pelote à air dans le traitement des déplacements de l'utérus, gaz. des hôpitaux 1857, p. 367. — BECQUEREL. Des déviations de l'utérus, gaz. des hôpitaux 1857. — GUYON. Kyste tubaire et rétroflexion permanente du col de l'utérus, bull. de la société anatomique 1857, p. 277. — SCANZONI. Maladies des organes génitaux de la femme, traduction Paris 1858. — ARAN. Mémoire sur la statique de l'utérus, in Arch. générale de médecine 1858. — GUYON. Thèse Paris 1858. — ARAN. Leçons sur les maladies de l'utérus, Paris 1858. — WIELAND. Etude sur l'évolution de l'utérus pendant la gossesse et sur le retour de cet organe à l'état normal après l'accouchement, thèse Paris 1858. — GAUTIER. Du rhumatisme de l'utérus, Genève 1858. — GODEFROY. De la rétroversion de l'utérus, thèse Paris 1858. — SORBETS. Antéversion utérine pendant l'accouchement, et rupture prématurée des membranes, gaz. des hôpitaux 1858. — PINGUET. Rétroversion de l'utérus, gaz. des hôpitaux 1858. — ROUGET. Recherches sur les organes érectiles de la femme. Extrait du journal de la physiologie de l'homme et des animaux, Paris 1858. — NÉLATON. Eléments de pathologie chirurgicale 1859, t. v. — HUGUIER. Mémoire sur les allongements hypertrophiques du col de l'utérus dans les affections désignées sous le nom de descente, de précipitation de cet organe, Paris 1860.—Bernutz et Goupil. Clin. méd. sur les maladies des femmes, Paris, 1860.—Dunal. Etudes médico-chirurgicales sur les déviations utérines, Paris 1860, collection in-8°, 198. — Legendre. De la chûte de l'utérus, thèse agr. 1860. — Barrois. Des flexions de l'utérus, thèse Paris 1860. — Desprez. Renversement complet de l'utérus. Bull. de la Société anat. 1860, p. 399. — Marotte. De quelques épiphénomènes des névralgies lombo-sacrées pouvant simuler des affections idiopathiques de l'utérus et de ses annexes. Archives de médecine, avril 1860, p. 385 et 552. — Hodge. Sur quelques maladies propres aux femmes. Philadelphie 1860.

Mattei. De la rétroversion de l'utérus pendant l'état de vacuité, gaz. des hôpitaux 1861, p. 240. —Picard. Des inflexions de l'utérus à l'état de vacuité, thèse Paris 1862. — Fréminau. Des déviations utérines et de leur traitement, thèse Paris 1862. — Lazarewitch. Coup d'œil sur les changements de forme et de position de l'utérus, Paris 1862. — Le Fort. Des vices de conformation de l'utérus, thèse agr. 1863. — Elleaume. Les flexions de l'utérus, gaz. des hôpitaux 1863, p. 66.— Sicard. Du diagnostic des maladies de la matrice en général, thèse Paris 1865. — Cruveilhier. Traité d'anatomie descriptive t. II, 4e édition, Paris 1865.— Marion-Sims. — Notes cliniques sur la chirurgie utérine dans des rapports avec le traitement de la stérilité. Traduction de Lhéritier, Paris 1866. — Lebrieco. Rétroversion de la matrice, gaz. des hôpitaux 1866, p. 67. — Obédénare. Rétroflexion avec métrite. Bull. de la Société anat. 1866, p. 123. — Joulin. Traité d'accouchement, Paris 1866-1867. — Pajot. Archiv. générale de médecines, jévrier 1867. — Raciborski. Traité de la menstruation, Paris 1868. — Mansier. Essai sur les changements de situation de l'utérus. thèse Paris 1869. — Panas. Archives générales de médecine, mars 1869. — Troisier. Renversement de l'utérus avec polype intrà-utérin. Bull. de la Société anatomique 1870, p. 381. — West. Leçons sur les maladies des femmes. Traduction de Ch. Mauriac 1870. — Paulet. Anatomie topographique, Paris 1870. — Siredey. Nouv. dict. de médecine et de chirurgie pratique. art. Dysmenorrhée 1870.

Olshausen. Pracktisches und statistisches zur intrà-uterinen Behandlung, (Archiv für gynœkologie 1872, T. IV. fasc. III). — Schrœder. Ueber ætiologie und intrauterine Behandlung der Deviationen des uterus nach vorne und hinten (Allgemeine Wiener medicinische Zeitung. 1872, n° 41, 42, 43). — Courty. Traité pratique des maladies de l'utérus, 2e édition, Paris 1872. — Schultze. Ueber Versionen und Flexionen, speciell ueber die mechanische Behandlung der Ruckwœrtslagerungen der Gebœrmutter. (Archiv für Gynœkologie 1872. T. IV. fasc III). — Piquantin. Des déviations utérines comme causes de stérilité thèse, Paris 1873. — Richet. Traité d'anatomie médico-chirurgicale, 4e édit., Paris 1873. — Fleetwood Churchill. Traité pratique des maladies des femmes. Traduction de Wieland et Dubrisay, 2e édition revue par Leblond, Paris 1874. — Nonat. Traité pratique des maladies de l'utérus, 2e édition, Paris 1874. — Simpson, Clinique obstétricale traduite par Chantreuil, Paris 1874. — Alph. Guérin. Annales de Gynécologie 1875. — Abeille. Trait. des maladies chroniques de la matrice. Paris, 1875. — Chammard. De la rétroversion et de la rétroflexion de l'utérus, thèse Paris 1876. — Robert-Barnes. Traité clinique des maladies des femmes. Traduction par Cordes. Préface de M. le professeur Pajot, Paris 1876. — Demarquay et Saint Vel. Traité des maladies de l'utérus, Paris 1876.

TABLE DES MATIÈRES

Paris. A. Parent, imprimeur de la Faculté de Médecine, rue M.-le-Prince, 31.

NOUVELLES PUBLICATIONS DE LA LIBRAIRIE V. ADRIEN DELAHAYE ET Cie

---

Paris. — A. PARENT, imprimeur de la Faculté de Médecine, rue M.-le-Prince, 29-31.

www.ingramcontent.com/pod-product-compliance
Ingram Content Group UK Ltd.
Pitfield, Milton Keynes, MK11 3LW, UK
UKHW020400230726
13925UKWH00003B/1193

9 782019 278786